人體循環健康筆記

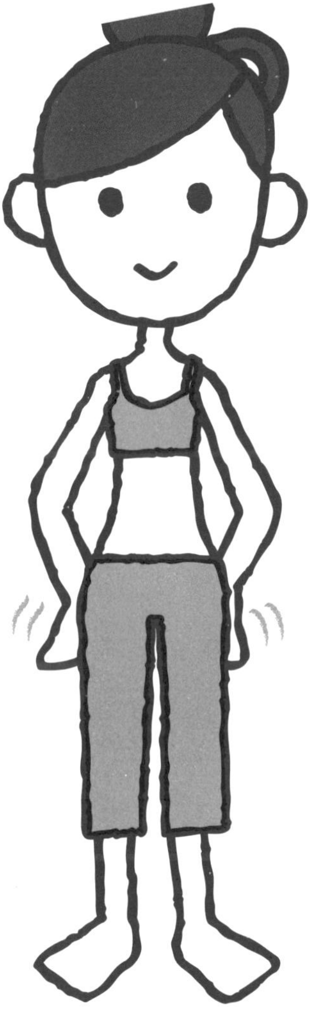

片平悅子——著
さわたりしげお——插畫

瑞昇文化

前言

何謂動動體操？

在本書當中，您可以學到如何讓身體中的體液順暢流動的訣竅，藉此讓您變得更加年輕、過著更有活力的生活。

『只要改善「三種體液」循環，身體就會變健康！』原本是在2013年出版，感謝各方讀者的愛戴，我們才得以將此書的內容重新編製，推出更加淺顯易懂，並且能跟著圖片說明一起實際操作的圖解版。

在此，我們將身體中的水分稱之為「體液」。

人體中最具代表性的體液，我想大家應該會想到「血液」和「淋巴液」吧！

其實，除此之外，人體還有一個非常重要的體液，那就是「腦脊髓液」。

只要讓這三種體液的循環變好，就能增強身體的自然療癒力，獲得不知疲勞為何物的健康身體。

為什麼可以這樣呢？這是因為人體有60～70％是水分的關係。

對人類而言，什麼才是「最重要」的呢？

是骨頭嗎？是內臟嗎？還是肌肉呢？

不對。

為了要讓骨頭、內臟和肌肉各司其職發揮它們的功能，**必須要有個東西幫助傳送所需物質，並帶走不必要的老廢物質**，那就是「體液」。

①何謂「體液」？

②為什麼「體液」會如此重要？

③究竟該怎麼做，才能讓「體液」維持在良好的狀態，並且持續分泌與循環，藉此過著健康無虞的生活呢？

在本書當中，將會以這三個主題進行講解。

然而，促成③的關鍵，就是本書所提到的「**動動體操**」。

我們雖然可以執行「已知」的事情，但卻無法進行「未知」的事情。

在此，我衷心期盼各位讀者都能透過本書了解三種「體液」的重要性，然後**習得讓體液順暢流通的方法，讓您的身體變得比以前更加年輕、健康。**

目錄

第1章

了解「體液」打造健康的身體！

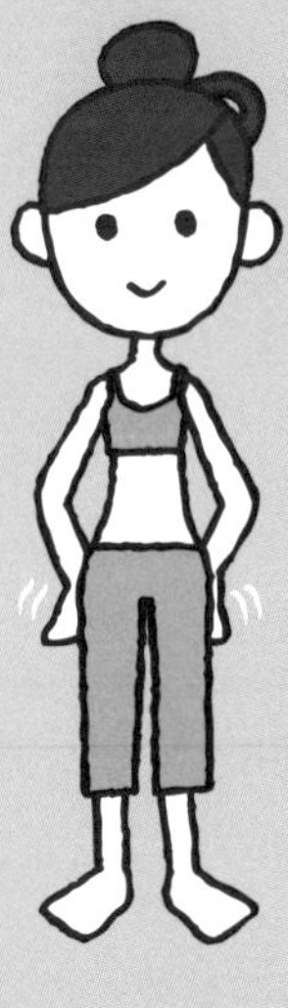

1 您的身體有70%是「水分」！

●身體給人的印象

您是否覺得，身體其實就像是一個「家」一樣？有骨骼（基台和柱子）支撐著肌肉和筋（牆壁和斜柱）活動，還有最重要的內臟（金庫）。

沒錯，身體讓人有一種結實的印象。畢竟骨頭是很堅硬的東西嘛！

不過，實際上卻完全不是這麼一回事。

「人體幾乎是由水分所構成。雖然根據性別和年齡會有所差異，但在母腹中的胎兒，身體的水分佔全體體重的90%，剛出生的新生兒則是大約佔了75%，小孩子約70%，成人約60~65%，老人的話約是50~55%左右。」（出自三得利官網「水大事典」）。

人體約有70%，是水。

水球中的骨骼、肌肉、內臟和腦等漂呀漂地漂浮在水裡。差不多是像這樣子的形象。

●身體中的液體＝「體液」

話說回來，身體中的「水分」，有各式各樣的種類。我們所知的人體水分有血液、淋巴液、唾液、淚液、鼻水……等。以上這些水分都統稱為「體液」。因此，體液的意思，就是指「身體中的液體」。

可是，其實身體還有一個鮮為人知、但是卻非常重要液體。

那就是「腦脊髓液」。它是守護大腦和脊髓的液體，因此非常地重要。關於這一點，我們後面會再詳細說明。

POINT

我們身體裡面的水分。約有15～24支的2公升寶特瓶的水那麼多。

以水分佔成人體重的60%來計算，體重70kg的男性，就是70kgX60%＝約42ℓ。體重50kg的女性，就是50kgX60%＝約30ℓ。

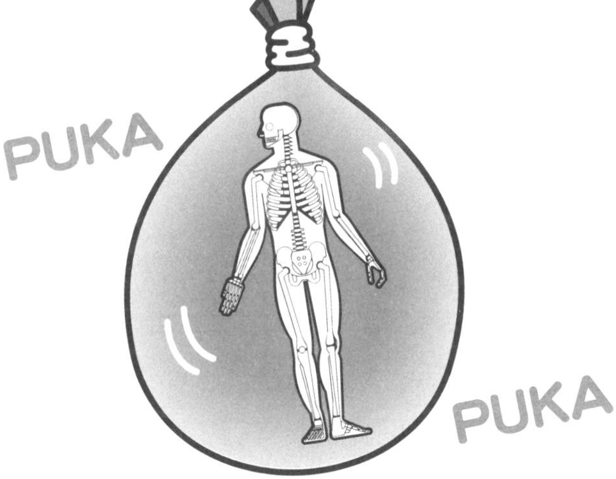

人體的水分會一直持續替換。

以每日排尿量的平均數據來看，男性是1500mℓ，女性是1200mℓ。其他的，再把汗水和糞尿計算進去，一天差不多有2000mℓ。也就是說，如果我們每天都有喝足2000mℓ的水，從算式來看，便可以維持一天該有的水量。特別是，我們常聽說睡覺的時候人體還是會流汗，因此最好要在睡前補充好水分。

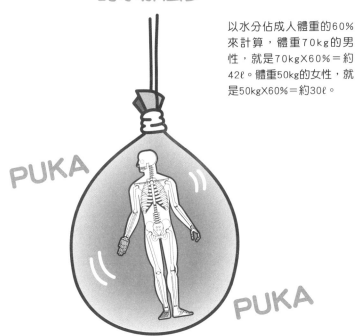

2 究竟什麼是「健康」？

在本書當中，所謂的「健康的身體」，是依據下列定義。

讓新鮮且足夠的水分在人體內來回進行循環，有著漂亮形狀的水球。

水分充足、飽滿的水球是小嬰兒。水分減少、連水球外觀都失去彈性、產生皺紋的是老年人。

請大家以上述形象思考看看。

希望身體像一個「健康水球」的話，必須具備兩個條件。

① 必須確保充足的體液。
（這是為了避免產生皺紋。）
② 必須讓充足的體液順暢流動。
（這是為了避免水髒掉。）

如何達成條件①「必須確保充足的體液」的方法，已經在上一頁使用圖解的方式說明過了，只要確實補充排出體外的水分，就沒問題了。

那麼，條件②的「必須讓充足的體液順暢流動」，應該要怎麼做呢？

在名為身體的這個水球當中，佈滿了「血管」和「淋巴管」這兩種細微的管子，藉此進行體液循環。我們可將體液的流動譬喻成水路（左圖）這樣，為了維持健康水球狀態所需的2個條件，是不是比較容易想像了呢？

請您記住，只要身體健康，必要充足的水分都可以循環通透到身體的每一個角落。

POINT

狀態之1「健康」

水路清掃得很乾淨，水分清澈通暢。

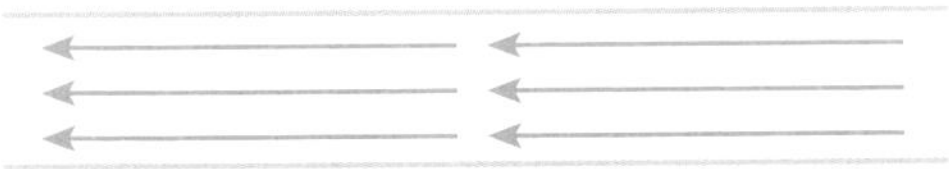

不會感到疲勞，可以很有活力地活動。此外，只要睡飽就可以消除疲勞，起床後馬上就能活動。

狀態之2「疲勞」

水路塞住，水流效率變差。

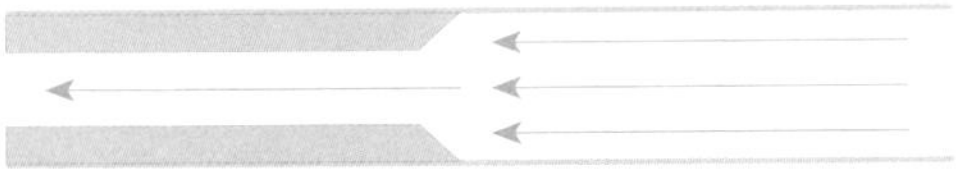

容易累，也不易消除疲勞。

狀態之3「僵硬：肩膀僵硬、腰部僵硬等」

水路變成黏稠狀態。

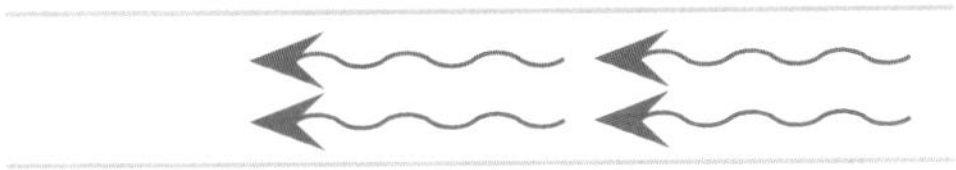

經常感到身體沉重。膝蓋背面和腋下有硬塊。

狀態之4「身體沉重、疼痛、難受」

水路中的淤泥像麻糬一樣，堵住了水流的通道。

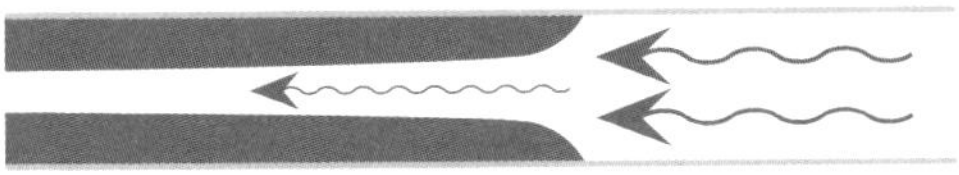

夜間疼痛、閃到腰、五十肩等，時常感到疼痛或麻痺。

3

不論是營養還是解毒，全都從「循環」開始！

我們的身體是藉由吸收養分、排出老廢物質的方式進行生命活動。

從嘴巴吃進去的食物，會經過食道→胃→小腸→大腸，藉此進行消化和吸收。胃會消化食物，先把食物攪爛，再和強力的胃酸混合在一起。接著，在通過小腸和大腸時所吸收到的養分，會被運送到身體各個細胞。最後，剩下的殘渣會通往肛門然後排出體外。

當養分被運送到各個細胞時，會讓細胞產生活性化，這時身體才有辦法開始活動。

據說人體全身共有60兆個細胞。養分會被運送交付到各個細胞當中，相對地，細胞不需要的東西或老廢物質，也會在此時被輸送到外面。等於是在細胞的內側和外側進行「以物換物」的行為。

到最後，所謂的老廢物質會以汗液、尿液和糞便的型態被排出體外，不過，進行這套**「以物換物」流程的主角，其實是體液。**

如果，細胞無法確實吸收養分的話，細胞就無法有活力地活動，這樣身體就沒有力氣，或者出現肌肉痙攣的現象。

另一方面，要是身體無法排出老廢物質，變成無法排尿或是便秘等，那真的很痛苦。

幸虧有體液存在，我們才可以將老廢物質排出體外，吸收從嘴巴吃進來的食物養分，維持健康的生活。

食物可以轉化成尿液和糞便，都是體液的功勞，請好好感謝它吧！

POINT

身體的運作方式

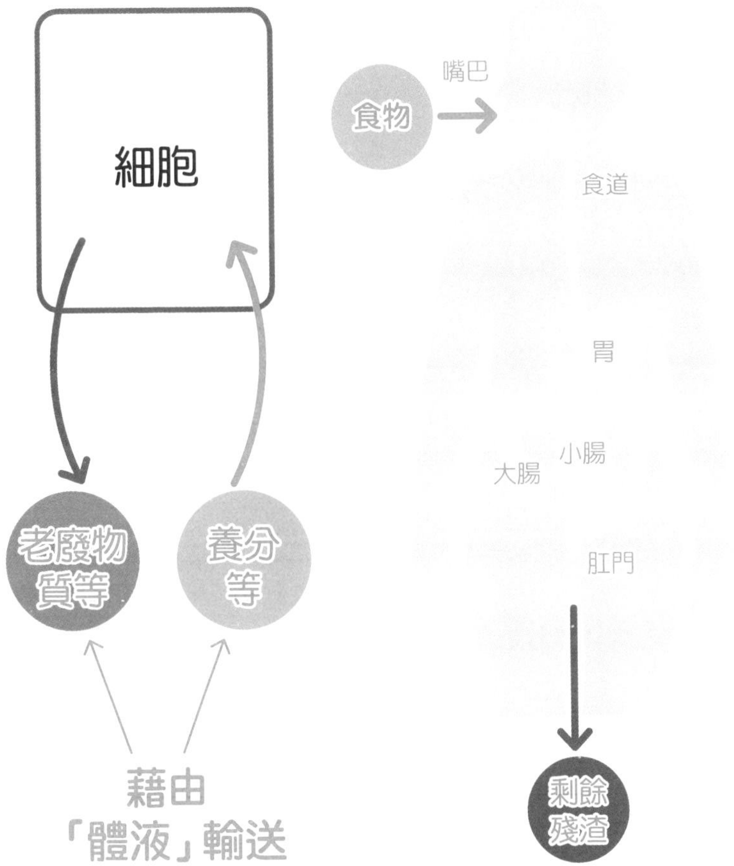

4 人體三大體液之1「血液」

大家讀到這裡，是不是已經可以感受到，體液好像真的蠻重要的，而且我們都是因為有體液的幫忙，才能夠活下去呢？

所謂體液，我們前面有說，它是「身體當中存有的液體之總稱」。雖然鼻水和口水也都是體液，但在本書當中，我們要談的是「血液」、「淋巴液」還有不太常聽到、但卻是守護重要大腦和脊髓的「腦脊髓液」，希望各位讀者可以了解這三種體液，而我也會說明相關的調整方法。

因為，我在本書要傳授給大家的按摩技法，就是用來控制這三種體液。

我們的身體是透過體液吸收來自消化管（嘴巴～肛門）的養分，再經過呼吸系統（鼻子～肺）、排泄系統（腎臟～尿道）進行往返。

體液會通透到身體每個角落，如果能夠讓它確實地進行，我們就能保有健康且活力的身體。為此，我們必須要讓體液確實無誤地在體內通暢流動。

為了確保體液能夠順暢流動，人體當中擁有讓體液流動的管狀器官以及驅使體液流動的幫浦。而這些在體內進行循環工作的，就統稱為循環系統，總共有三種。

循環系統之一，「血管系統」。

血液的通道──「血管」以及促使血液循環運作的心臟等器官，組合起來稱之為血管系統。

血液是藉由心臟加壓，再透過動脈輸送到全身。到達毛細血管的時候，會把養分和氧氣等交給細胞，然後再經由靜脈回到心臟。

POINT

血管系統

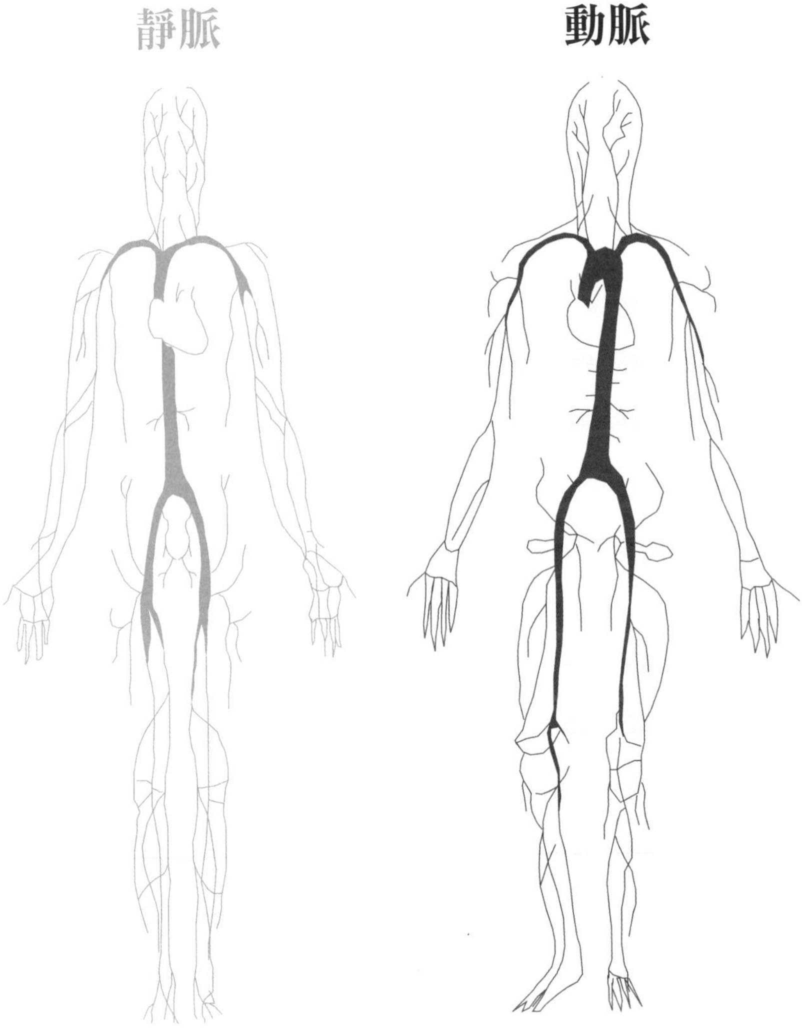

5 人體三大體液之2「淋巴液」

●好像了解又不太了解的體液「淋巴」

循環系統的第二個項目是淋巴系統。通過淋巴管的體液就叫做淋巴液。當我們被蚊蟲叮咬的時候，因為搔癢而去抓，雖然抓破之後會先流血，但過沒多久會再流出一種透明無色的液體，那就是淋巴液。

從心臟輸送出來的血液，只要一到達毛細血管，血漿就會從毛細血管那薄薄的血管壁過濾推擠出來，然後連綿不絕地擴散在毛細血管之外（細胞間）。這個被推擠出來的血漿成分，就叫做組織液。

我們身體裡面每一個細胞，都像是浸泡在所謂的組織液裡面一樣。

組織液除了可以將氧氣和養分輸送到細胞裡面，它還可以接收細胞代謝時，所產生的二氧化碳或老廢物質。這當中有90％會回到毛細血管內。大約只會留下10％差不多等於2ℓ左右的組織液會被淋巴毛細管吸走。淋巴毛細管的吸收口徑相當寬廣，像是細菌等病原體也很容易通過。因此，**淋巴毛細管就成為輸送有害物質的專用通道**了。

藉由淋巴毛細管進入淋巴系統的組織液，就叫做淋巴液。淋巴液是從淋巴毛細血管流進更大條的淋巴管內，但是，在流動的途中，會遇到名為**「淋巴結」**的過濾器，在這裡將會進行破壞或中和有害物質的工作。

POINT

淋巴系統

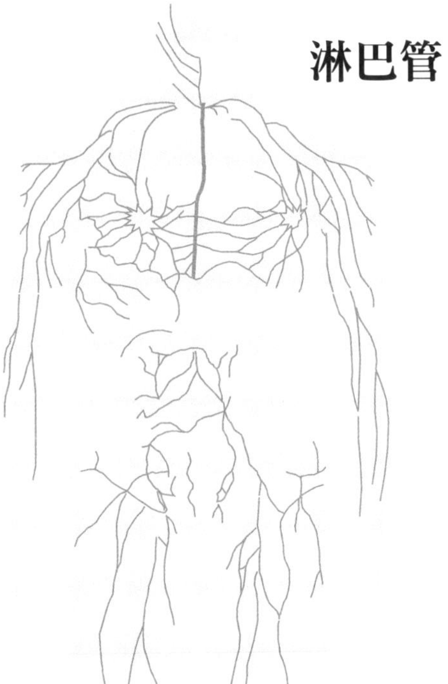

POINT

細胞就像是「浸泡在組織液」裡

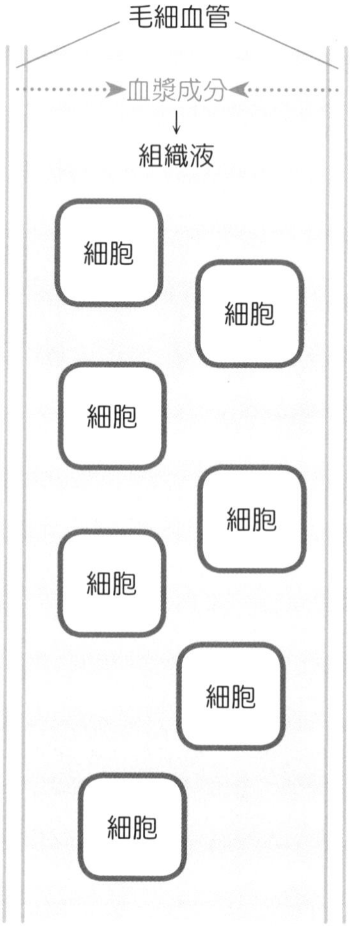

POINT

淋巴液接收
從細胞排出的老廢物質

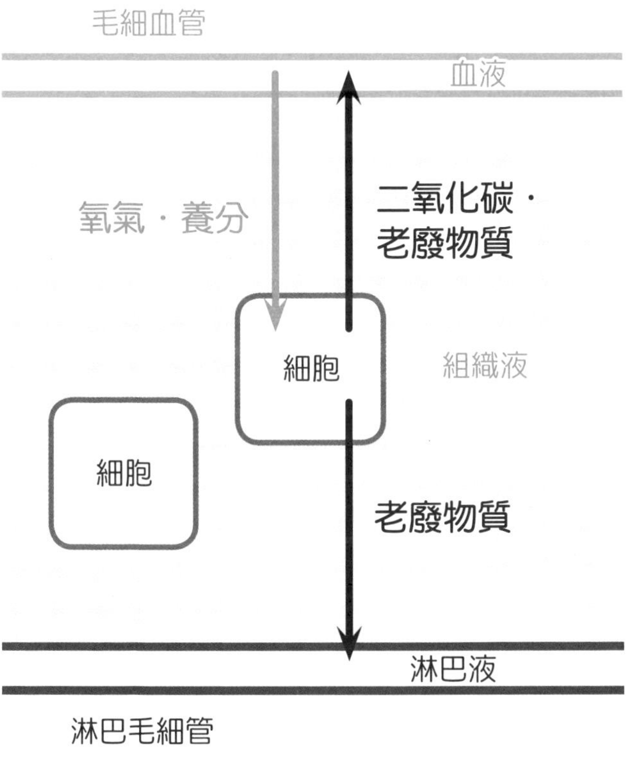

如果淋巴無法進行循環的話，會怎麼樣呢？

那麼，沒運完的老廢物質就會滯留在血管裡面，久了之後就會水洩不通，讓血管變成跟臭水溝一樣。

您可以想像一下廚房的排水溝若堵塞一到二星期會怎麼樣呢？淤積的水只會愈來愈髒吧？像這種狀態，就叫做**惡病質**。

同樣地，要是老廢物質停留淤積在淋巴液中，導致無法輸送養分到每個細胞，造成細胞營養失調，不僅會讓身體感到不舒服，還會被老廢物質的毒素侵蝕。

癌症患者的死因有50％是因為這種惡病質的關係，連細胞都營養失調。相反地，**如果能夠確實給予細胞該有的養分，並且適當地除掉老廢物質，細胞就能常保健康活力**。

淋巴液的主要功能就是輸送老廢物質、回收以及搬運老廢物質（＝體內的垃圾）的這項功能，雖然和靜脈中的血液一樣，但他們最大的差別就在於可運送的垃圾大小。

淋巴管主要是負責搬運一般血管回收不完的大型垃圾。另外，如同前面所述，對身體有害的細菌或病毒，會被淋巴管當中的**淋巴結**過濾，守護身體不被有害物質侵害。

據說淋巴結遍布全身８００多處。舉例來說，如果是身體健康的人，經由淋巴液所帶來的有害物質，簡單就能在淋巴結這個地方被隔離分解出去。

但問題是，淋巴液不像血液一樣，**有像心臟一樣的器官作為「幫浦」**。由於沒有幫浦的幫助，淋巴液只會緩慢地流向固定的方向。

不過，我們可以藉由活動身體、按摩身體以及深呼吸的方式，幫助淋巴液積極地在體內流動。只要能讓淋巴液順暢地流動，那就等於像是血管系統中的心臟幫浦功能一樣了。

另外，也有人說，**淨化淋巴液最有效率的方法就是「深呼吸」**。稍後在本書當中，也會向各位讀者介紹深呼吸的方法。

POINT

淋巴結
是去除有害物質的過濾器

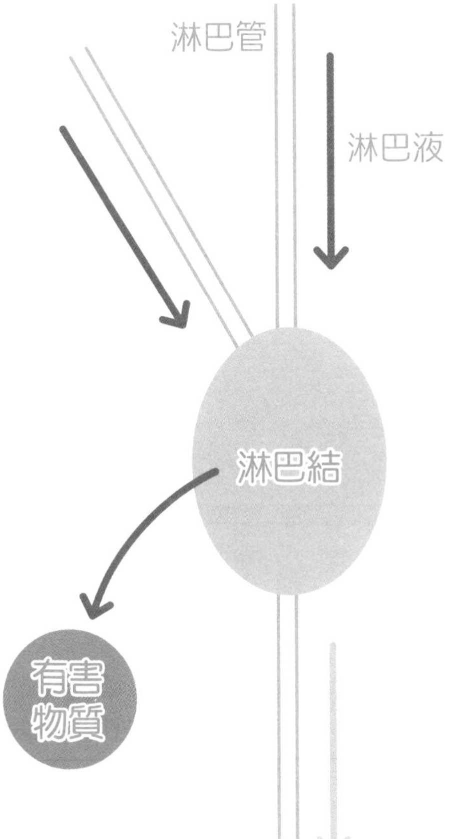

6 人體三大體液之3「腦脊髓液」

●鮮少人知的體液

循環系統中的第三項體液，就是「腦脊髓液」。或許幾乎每個人都是第一次聽到這個名詞也說不定。所謂腦脊髓液，是指存在於頭蓋骨和脊椎當中，守護著大腦和脊髓的體液。

腦脊髓液和淋巴液一樣，都是透明無色的。為了保護大腦和脊隨不受到刺激並且維持保護的型態，經常會在腦內進行循環，執行保護大腦和供給養分的工作。因此，僅次於血液．淋巴液之後，被稱之為三項循環系統。

關於腦脊髓液的職責，我們可以把大腦想成是裝進袋子裡的豆腐，這樣可能比較好懂。就算把裝在袋子裡的豆腐摔到牆壁上，也會因為袋子裡有水的關係，保護豆腐不會馬上碎掉。就如同這個比喻一般，如果步伐不穩、猛烈地一頭撞在牆壁，雖然頭蓋骨會遭受到莫大的衝擊，但裡頭柔軟的大腦不會馬上碎掉的原因，就是因為有「腦脊髓液」扮演緩衝材料的角色。

腦脊髓液是非常重要的體液，只要稍微有些增加或減少，情況就會變得相當嚴重。像是一直感到很疲累、身體沒力氣、沒有幹勁、總是懶懶散散、覺得身體很沉重等，通常都是因為腦脊髓液的分泌和循環不順利的關係。

不過，只要您跟著我們一起做本書所介紹的動動體操和深呼吸，就能讓腦脊髓液正常發揮它的功能了。靠自己就可以在家保養喔！

POINT

人體「三大體液」的循環很重要！

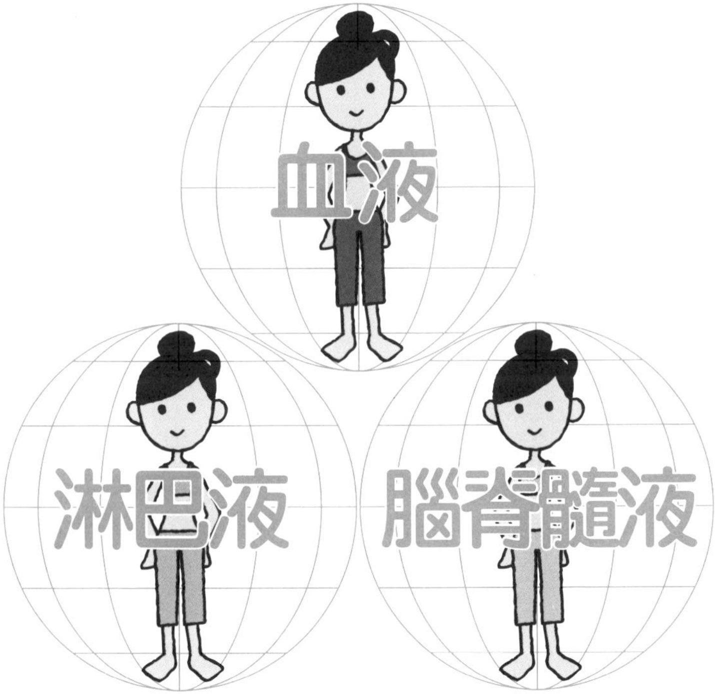

7 正確認識「血液」，拒絕似懂非懂！

應該沒有人不知道什麼是「血液」吧？不過，如果平常沒有流血的話，我們並不會特別去注意到它的存在，當然也不會特別對它抱持感謝之意。

血液是動物的主要體液。主要功能如下列所示

・免疫機能・輸送氧氣和二氧化碳
・輸送賀爾蒙（全身的資訊傳導）
・輸送糖、脂質、胺基酸、蛋白質等能量
・調節體溫（運送體溫）
・將組織中製造出來的代謝物質運送到肺、腎臟等排泄器官
・調節體液的滲透壓、PH值等

如此重要的血液，平常並不受我們個人意識的控制，而是由心臟自主幫我們輸送血液，因此我們反而不太會去思考有關「循環」的問題。不過，這裡有一點必須要注意。

血液從心臟輸送出去的血管＝動脈，有心臟作為幫浦輸送，而血液要流回心臟的血管＝靜脈，卻沒有幫浦可以幫忙打回。因此，要是血液「流回」心臟的過程不順利，就會產生浮腫的症狀。然而，擔任幫助「血液打回心臟」的幫浦角色，就是小腿肚的肌肉。另外，小腿肚的肌肉幾乎都和腳底的肌肉相連，因此，腳底的肌肉運動也非常重要。

血液循環的要點，就在於如何有效地使用小腿肚和腳底。

POINT

「動脈」和「靜脈」之間的差異

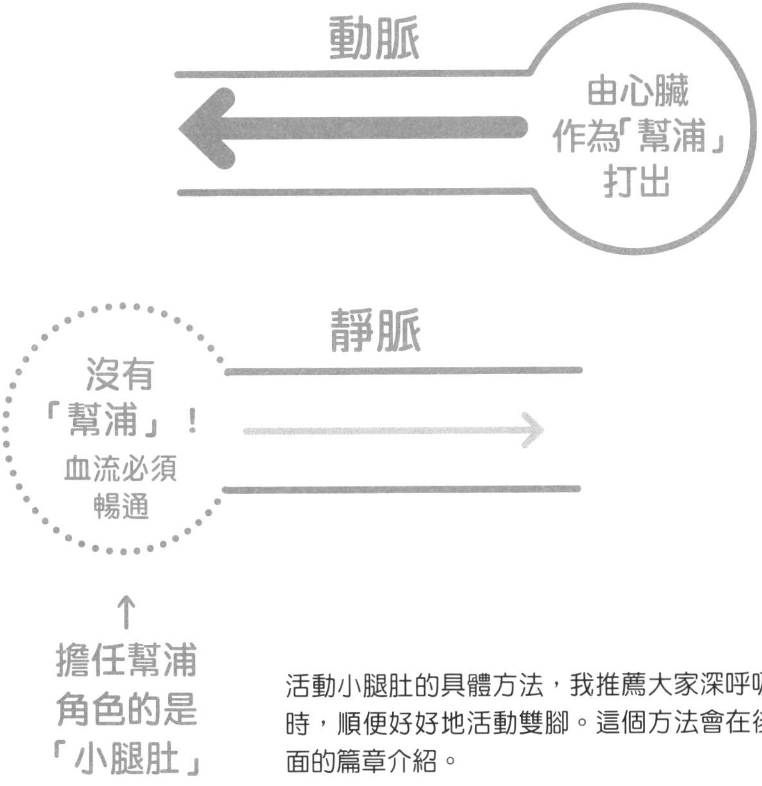

活動小腿肚的具體方法，我推薦大家深呼吸時，順便好好地活動雙腳。這個方法會在後面的篇章介紹。

8 藉由小腿肚運動，讓體液循環變好！

只要活動小腿肚的肌肉，靜脈的血液就會朝著心臟方向流回。這就是為什麼我們會把小腿肚或腳底稱作是第二個心臟的緣故。

肌肉在運動時會收縮，挾帶在肌肉裡面的靜脈就會像是被踩到的水管一樣，藉由運動收縮時對靜脈施加壓力，再利用這股力量把血液壓回心臟。

違反重力定律朝著上方流動的體液，如果途中壓力不夠，就會再逆流回來。

因為，靜脈裡面有防止血液逆流的「瓣膜」。瓣膜為了阻擋逆流的血液，會一口氣緊閉。

如果長時間久坐不動，沒有站起來讓小腿肚活動一下的話，會對靜脈瓣膜造成很大的負擔。

要是滯留在靜脈瓣膜的血液過多，血液就會把血管壁撐大，結果就會造成皮下靜脈突起像烏青色的瘤一般。

這就叫做靜脈瘤。

由於血管曲張，超過原本的粗細，包覆在血管壁周圍的神經受到刺激，就會產生疼痛。

長時間都維持同一個姿勢不太起來活動的人，請一定要特別留意要時常起來走動，或者稍微按摩一下小腿肚以及甩甩手腳。

另外，和靜脈一樣沒有幫浦協助的淋巴液，在進行小腿肚運動的時候，同時也有幫助循環的效果。

如同前面所述，即使小腿肚離身體中樞有一段距離，但是對於通暢體液循環，仍然有著令人刮目相看的實力。

POINT

靜脈的「瓣膜」

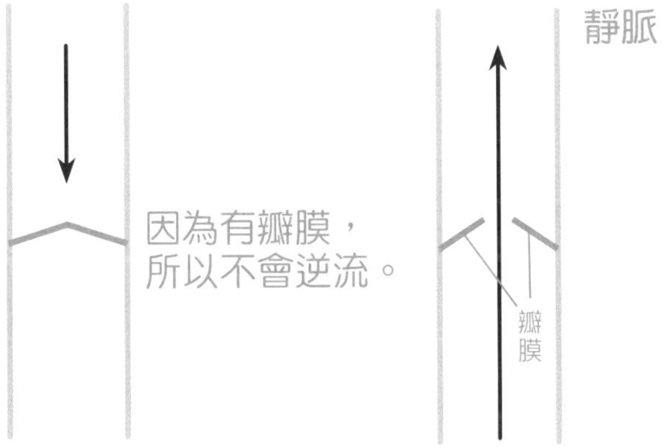

「靜脈瘤」

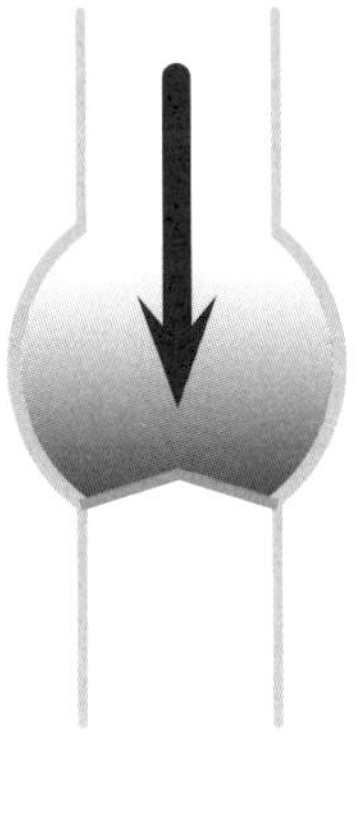

如果血液滯留在
瓣膜周圍，
就會變成靜脈瘤！

9 改善體液循環！導正身體歪斜！動動體操

本書所介紹的「動動體操」（第88頁）和「深呼吸」（第106頁）不但簡單好做，還能讓腦脊髓液的循環變好。

另外，還有一件非常重要的事要告訴各位，那就是，如果能改善腦脊髓液的循環，血液和淋巴液同時也會變順暢。

也就是說，藉由「動動體操」和「深呼吸」這兩項運動，就可一併改善「3大循環系統」。

只要能夠改善體液循環當中屬於「幕後霸王」地位的腦脊髓液循環，從以前到現在淤積已久的淋巴液和血液，都能一併好轉，進而改善身體「歪斜」。

透過簡單的動動體操和深呼吸，就能讓體液循環變好，也能改善身體「歪斜」。這個一石二鳥的好方法，也是本書最大的價值。

為什麼只要體液循環變好，就能改善身體歪斜呢？

關於這一點，請大家回想一下，我們在本書一開頭就說明過的體液流動的樣子。

只要可以清除「堵塞的排水溝」，體液就能回復到原本乾淨流暢的狀態。如此一來，原本歪斜的身體、這也痛、那也痛的您，在不知不覺當中，就會恢復正常健康的狀態。

不過，根據每個人身體的狀態，恢復的速度也不太一樣，請務必養成做動動體操和深呼吸的習慣，鍥而不舍地持續進行下去。

第2章

人體是藉由「體液」彼此相互連結！

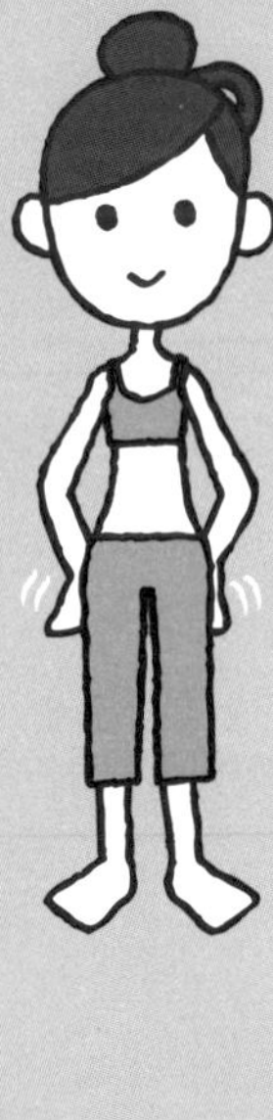

10 人體就像是一個「水球」

在前面我們已經有談到，體液占成人體重的60％以上。

要譬喻的話，就像是「身體被水灌入，呈現波濤洶湧的狀態」。

這麼多的水，要是不裝進袋子裡面的話，就會滿溢出來。

也就是說，體液畢竟是「液體」，必須還要有可以包覆它的「膜」。而這一層膜，就是我們的皮膚。

我們的身體是用一種名為皮膚的素材所做成的像是「水球」一般的東西。

然後在這個巨大的水球裡面，每個部位都有他的專屬名稱，像是「○○腔」，就是用來放小一點的水球。比方說，在**頭蓋骨腔**裡面，有被硬膜包覆的腦脊髓液和大腦，而**胸腔**裡面有肺，然後**腹腔**裡面存有各種內臟這樣的狀態。

身體是被一種名為皮膚的東西所包覆的巨大水球，然後在裡面又有數個小水球。

這些身體中的水球，是為了能夠確實發揮功效以便維持生命活動，才把骨骼和肌肉包覆在裡面。

因此，如果有人問我，「人體究竟是什麼呢？」我會回答：**「外面覆一層皮把水裝起來，然後裡頭放著各種維持生命活動的器官，並且保有一定的秩序，然後漂浮在水中。」**

所以，如果覺得身體有哪裡僵硬、疼痛或難受時，不可以只單看有問題的部位。比起單看問題部位，如何維持**水球整體的平衡**，才是更為重要的事。

POINT

不可以單看有問題的部位。更重要的是要維持身體這顆大水球整體的平衡。

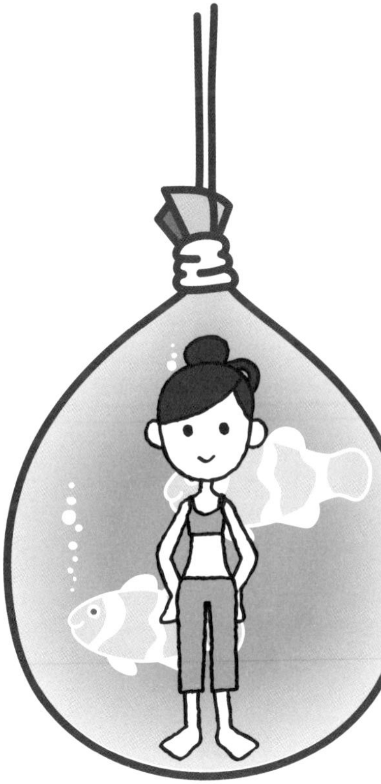

11 幫助身體做好體內循環的是什麼？

既然都已經讀到這裡了，那問題應該很好回答吧！那就是，讓生命活動可以持續進行的水。總稱為「**體液**」。然而，其中最具代表性的體液則是「**血液**」、「**淋巴液**」和「**腦脊髓液**」。藉由這三種體液協調運作，生命活動才得以順利進行。

到目前為止，我接受到的知識都是告訴我，如果想讓體液循環變好，就絕對要運動。不過近年來，我發現也不一定非得要運動才行，特別是只要維持良好的「**腦脊髓液**」**分泌和循環，所有的體液循環都會變好到令人吃驚的地步**。

例如，像我（作者）過去曾經患有嚴重的頭痛症狀。幾乎每天都因為頭痛而深受困擾。特別是在更年期的40年代就更為嚴重。那種感覺就像是有人在你的腦袋裡面撞鐘。有如此疾患的我，只做了3個月的**動動體操**，幾乎就不再頭痛了。當您覺得今天工作好像太拚了，感覺身體有點怪怪的時候，**只要在睡前做做動動體操，明天就不藥而癒了**。

說到底，我的頭痛終究是因為體液循環太差所引起。因此，如果您的身體也有哪裡不舒服，只要讓體液順暢循環，試著讓自己的身體像**水球一樣毫無歪曲**，哎呀！真是太神奇了！或許您也能解除不適的症狀喔！

例如當您頭痛的時候，**馬上就可以試著做做看只要輕鬆躺著，就能讓體液循環變好的動動體操**。如果您心裡有數，覺得好像有那裡想要改善，請務必實際做做看本書後面即將要介紹的動動體操和深呼吸。

POINT

只要利用動動體操讓體液循環變好

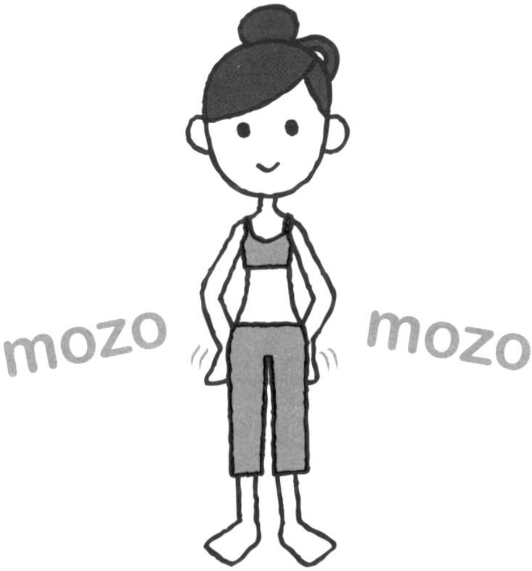

自然就能導正身體的歪斜！

12 肩膀別亂「揉」，作法要正確

經常有人問我，「幫家人或者關係比較親密的人按摩的時候，有沒有什麼訣竅呢？」我們現在就來談談有關按摩的要點吧。

●如果肩膀會痠痛，請按壓「上臂後方」！

按摩僵硬的肩膀，要像攪動水底的淤泥一樣。當淤積已久的淤泥開始被攪動之後，您就會漸漸感到舒服了。不過，被攪開的淤泥本來就是要把它引向下水道的。

要是沒確實做好這個動作，無處可去的淤泥經過一段時間之後，結果還是沉澱在原來的地方。這裡所說的淤泥，其實就是沉積在身體裡面的老廢物質。如此一來，明明已經接受按摩服務了，結果過沒多久反而感到不舒服，或者讓身體變差。

幫父母或者其他家人按摩的時候，我想大多數的人都是請對方坐在椅子上吧？既然都要幫對方按摩了，**不如在地上鋪好棉被，請對方躺著再按摩，更能提高效果**。

只是，施行按摩的人姿勢會變得比較克難。因此，我們要介紹的方法不是用手，而是**用腳踏的方式**進行。這個方法，運用在肩膀僵硬的時候特別能發揮出超群的療效。由於這個方法可以**完全不用接觸到肩膀，只要站著用腳踏就好**，因此，可以輕鬆地一邊看電視或者一邊聊天進行。**揉揉腋下到手肘的那段線條**，可以幫助暢通滯留不前的血液和淋巴液。

POINT

「肱二頭肌」和「肱三頭肌」

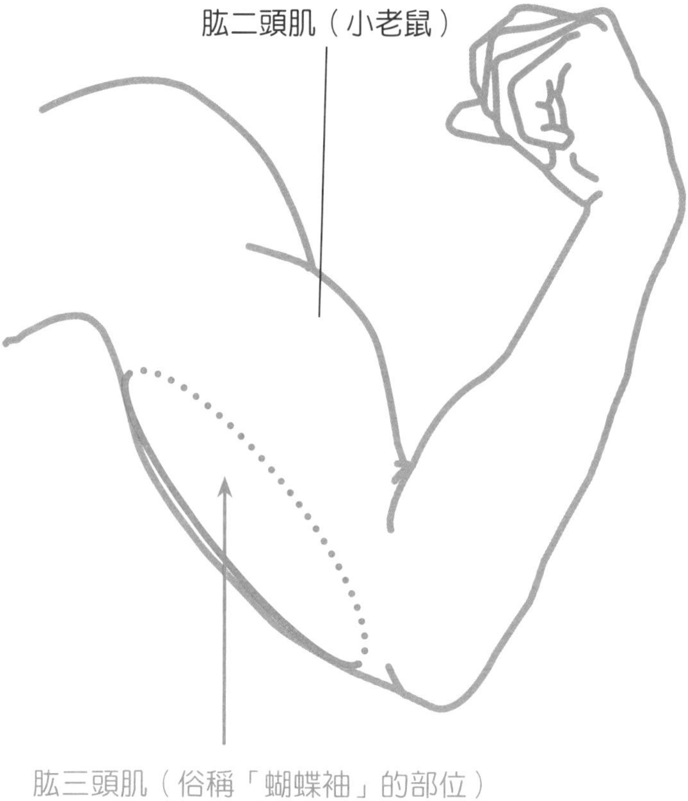

診斷要點↓肱三頭肌。這條肌肉位於上臂後方。由於這個部位剛開始完全不會疼痛，因此或許會讓人感到懷疑「真的要踩這裡嗎？」。不過，在踩了2～3分鐘之後，漸漸地，您就會發現，在手臂中央出現一條「硬得像鉛筆的硬筋」橫跨在手臂上。這條長長的筋，就是肱三頭肌鍵。

這條肱三頭肌，也就是跟所謂的「小老鼠」互相拮抗的肌肉。說到「肌肉」，通常都會想到用力擠出的「小老鼠」吧？例如，當我們看到體操選手的身材時，就會不禁讚嘆：「好大塊的小老鼠啊！」可以創造出這塊小老鼠肌肉的，就是**肱二頭肌。而於私底下偷偷控制著顯眼的肱二頭肌的，則是肱三頭肌**。

如果只有小老鼠（肱二頭肌），這塊區域的肌肉突然使力，拳頭就會往意想不到的方向亂跑。為了避免發生這種情況，於背後靈巧地控制肌肉收縮程度的，就是肱三頭肌。

因此，當我們使用手臂做事的時候，這條肱三頭肌也會努力工作。不過，由於它總是擔任調整的角色，因此很不起眼。因為不起眼所以不會注意到它的存在。因為不會注意到它的存在，所以通常就會放置不管。要是長時間都放置不管，那不可能不會僵硬吧？

使用雙手工作的時候，這條肱三頭肌也會持續給予微妙的力量幫助使力。但是，要是長時間接受輕微的刺激，肌肉還是會疲勞，也就是變成所謂的肌肉僵硬狀態。如果您不清楚這條肌肉的確切位置在哪，可以把它想成是一條躲在女生**「蝴蝶袖」**（也就是在「小老鼠」的對面）裡面的肌肉。如果這個部位囤積過多的脂肪和橘皮組織，血液或者淋巴液的流動就會變差。

如果您和家人同住的話，彼此請定期用腳掌為對方按摩吧！施行時間是以**「一隻手臂按摩10分鐘」**為基準。如果對方從一開始就痛到要跳起來，那就要踩到疼痛稍微舒緩之後才可以停止。

POINT

用腳踩的方式
按摩上臂後方

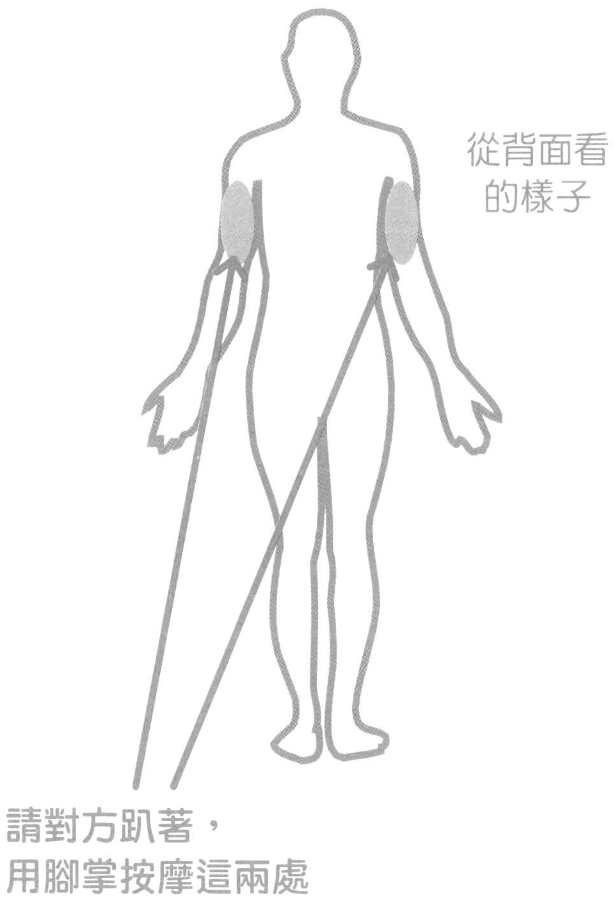
從背面看
的樣子
請對方趴著，
用腳掌按摩這兩處

13

姿勢不良的話，沉積的「淤泥」會造成腰痛！

當腰痛或閃到腰的時候，不可以只專注在疼痛上面。

因為，這其實是由體內的「體液循環淤滯」所引起的。

那麼，究竟是身體哪個部位的體液淤滯，才會容易腰痛呢？答案是，**大腿的根部**。

因為腰痛或閃到腰的關係，而讓腰部感到沉重、沒力時，表示一定有某個肌肉群變硬了。而且是硬邦邦到讓人嚇一跳的地步。

當我們腰痛的時候，馬上就會把手按在腰上吧？但是，其實真正的關鍵是在別處。您覺得是哪裡呢？

答案是，**大腿的內收肌群**。

老廢物質到處淤滯，自然就不暢通！這種狀態就會讓身體感到「沉重、沒力」。如果放置不管，淤泥就會愈積愈多，漸漸地，就會開始隱隱作痛。

而這通常就是造成腰痛的初始原因。

像這種情形，其實只要改善體液循環、採取不易造成淤滯的姿勢，就能改善腰痛。

那麼，說起來，為什麼體液循環會變差呢？

在以前的年代，人們通常都是從事農業或漁業等「第一級產業」。這些都是需要使用身體賣力地工作，因此，就算不用特別留意，體液循環還是可以順暢進行。

那麼，現代人的生活模式呢？其實已經變得不太活動身體了。隨著環境的變化，原因不是出在運動傷害，而是像上面所述，體液循環障礙才是

POINT

「大腿骨內收肌群」

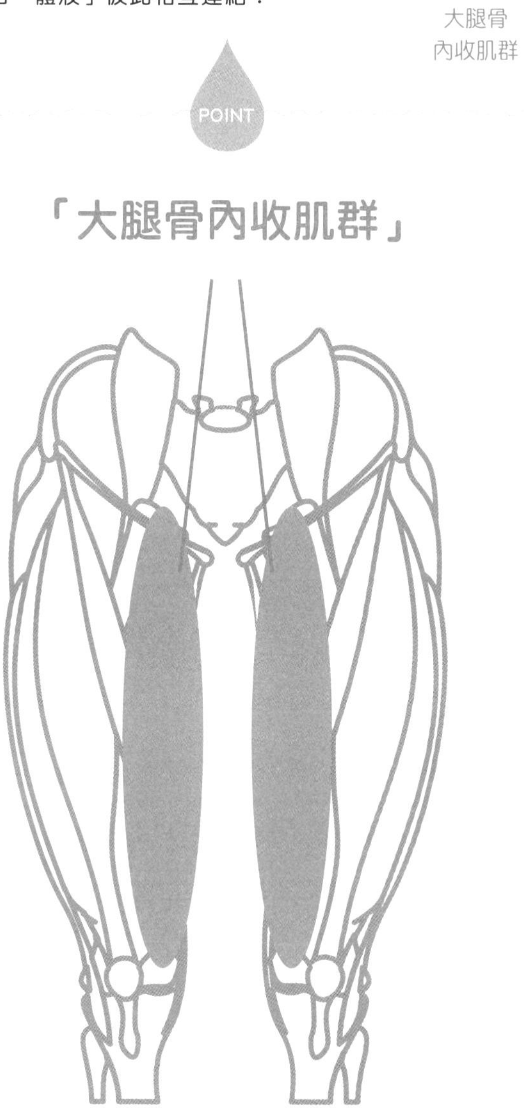

隨著年齡的增長，肌力也會跟著下降，骨盆底肌就會愈來愈沒力。

還在職場工作的青壯年，請注意不要讓肌肉過度僵硬！

年紀較大的老年人，請注意不要讓肌肉變得「鬆垮無力」！

造成腰痛的最主要原因。我想，應該有很多人沒有注意到這一點，結果就變成慢性腰痛。

位於大腿根部的**鼠蹊淋巴結**，當這裡的淋巴液循環變差時，該怎麼察覺呢？其實，關鍵就在於我們之前有提過的大腿內側的內收肌群裡。

診斷要點↓大腿骨內收肌群。這條肌肉就是位於大腿內側的肌肉群。

當這條肌肉變得硬邦邦時，大多都會出現腰部沉重或生理痛症狀。當然，閃到腰的時候，更會硬得像有結實的硬塊一樣。

像這種時候，家人之間就可以彼此**用腳幫對方按摩**，會有非常好的效果。

請先生側躺，從正面用腳掌幫他慢慢地按摩大腿內側。訣竅是從正面開始按摩。藉由這種方式，可以讓因姿勢不良所造成的內收肌群歪斜漂亮地回到原本正確的位置。

這條**內收肌群，如果平時沒有特別去注意，其實是不太會用到的肌肉**。尤其是姿勢不良、經常駝背，以及總是雙腿大開、姿勢很不美觀的人，幾乎不會用到這條肌肉。另外，**隨著年紀愈大，就愈不會去使用這條肌肉**。

想要知道自己平常到底有沒有用到這條肌肉，可以藉由「單腳站立」的方式，確認看看自己是否能夠保持平衡就知道了。如果單腳站立的時候無法維持平衡搖來晃去，代表這條肌肉平時沒有正常地被使用。

我想，應該會有很多人的注意力動不動就被產生橘皮組織（皮下脂肪）的大腿外側拉走，但是，其實這一條內收肌才是真正能夠幫助您維持**正確姿勢、保有年輕雙腿的重要肌肉**。從膝蓋後方返回下腹部這段路程內的血管、淋巴管和神經等，都是由這組內收肌群負責保護。如果可以有效舒緩**這組內收肌群，骨盆周圍的血液和淋巴液都能變好，腰痛也會迅速減輕**。特別是如同前面所述，因為體液循環不良所引起的腰痛，也可以靠此方法獲得改善。

如果您是屬於腰部沉重、就算睡覺也無法消除疲勞，或者難以久坐人，請務必要試看看。

POINT

大腿內側的腳踏式按摩

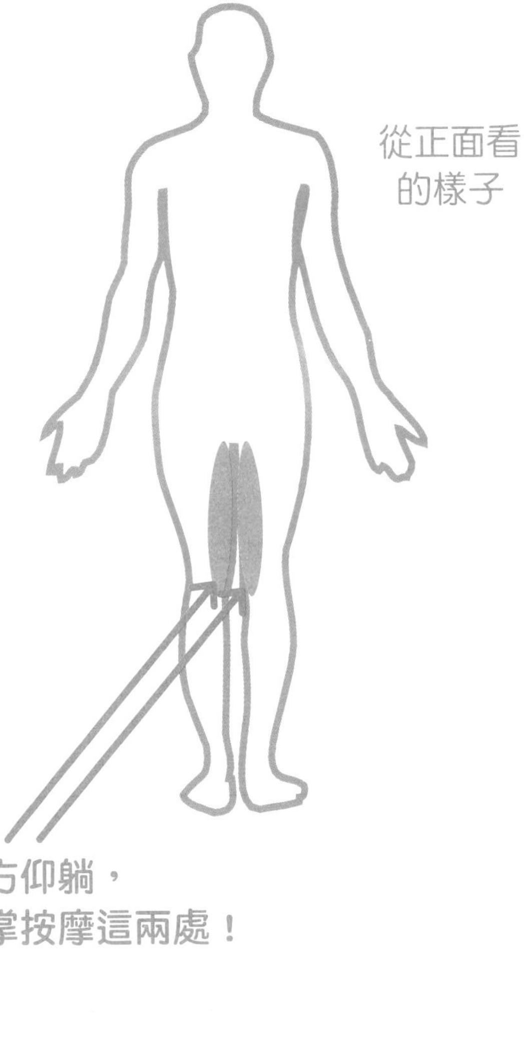
請對方仰躺，
用腳掌按摩這兩處！

14 骨盆歪斜會阻礙體內的循環

請問您認為什麼是「骨盆歪斜」呢？在這裡，您只要把它想成是「原本骨盆的形狀就像是一個『漏斗』一樣，但不知為何，卻歪斜了」就夠了。「○○骨和××骨是如此這般、那般」，我覺得沒有必要用太艱深的專業用語去理解。

骨盆如果歪斜，大腿根部＝「漏斗」下方的血管和淋巴管中的體液循環就會變差。

大腿根部屬於「髖關節」一部分，因此，我也稍微跟大家說明一下何謂「關節」吧！

將關節兩字拆開來看，亦為「彼此相關聯的節段」。由於它是連結身體各部分的「連結處」，因此，對體液來說，就像是流動時會通過的一處「關卡」。在這個關卡的周圍集結著動脈、靜脈和淋巴的出入口。如果關卡過不去，體液就無法進出內臟。

淋巴結集中在關卡處。如同前面說明過的，淋巴結可以發現夾雜在淋巴液當中的病毒或對身體有害的物質，並且將它驅除。

由於它是帶有重要職責的「關卡」，為了能在緊急狀況即時發揮作用，平常請讓他保持通暢、放鬆的狀態。

那麼，在這裡所說的「姿勢不良」，又是什麼意思呢？其實，它指的就是位於這個關卡裡面的關節，**承受著歪斜壓力的意思**。

這股歪斜的壓力，會壓迫到淋巴液的流動，如此一來，下半身的血液、淋巴液就很難回流，使腰部沉重無力。肩膀之所以會僵硬，是因為彎腰駝背時下巴往前傾，壓迫到連接脖子和頭部裡

POINT

位於恥骨兩旁，
比基尼線下方的凹陷處，
叫做股三角。

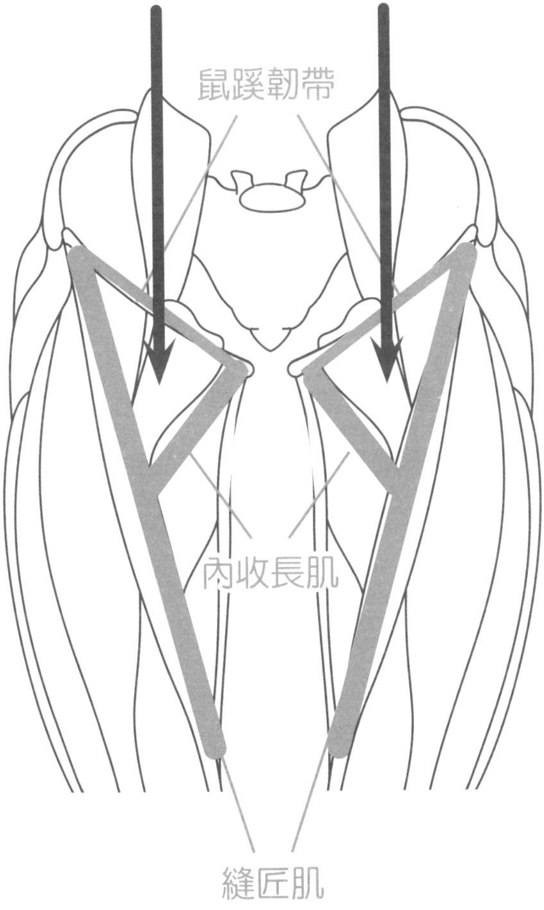

面的血管和淋巴管，導致體液無法順暢流動的關係。**人的身體只要挺直站好，體液就能順暢地流過身體每一處的關節。**

像我們坐著的時候，也會因為姿勢不良的關係，讓無法順利通過關節的體液逐漸淤積下來。如顆粒般微小的血液成分當中，特別是血漿，會從血管和淋巴管滲出，然後沉積在皮下組織。這就是造成浮腫的原因。如此一來，原本應該要流走的老廢物質就無法流掉，也就是說，會變成像是淤泥的狀態沉積在裡面。

位於下肢部位（大腿到腳底）的血液和淋巴液，必須經由大腿根部處的專用通路——**股三角**，才能流進下腹部。也就是說，這個股三角等於是下腹部和大腿之間的出入口。如果因為骨盆歪斜的關係，而讓這個部分變形的話，血管和淋巴管的體液通道就會像是被踩到的水管一樣，對循環造成妨礙。

或許有讀者會想問：「話雖如此，但自己也沒辦法知道骨盆究竟有沒有歪斜吧？」不，其實有一個**不管是誰都能在家確認骨盆是否歪斜的簡單方法**。**診斷要點**↓請確認坐骨的高度。方法↓將毛巾均等折成3折，然後依序分別放在單邊的坐骨下方。如果毛巾放在右邊的坐骨下方坐起來比較穩定的話，右側的骼骨會自然的往後傾。如果毛巾放在左邊的坐骨下方坐起來比較穩定的話，左側的骼骨會自然地往後傾。

似乎大多數的人都是屬於毛巾放在右邊的坐骨下方坐起來比較穩定。如果已經了解自己是屬於哪一邊坐起來比較穩定，**那就請在平時的生活當中，把毛巾放進坐起來比較穩定的一邊，如此一來，骨盆的歪斜就會逐漸地被導正**。像是需要一直坐在辦公桌前工作或長時間開車的人，特別推薦您這個方法。當然，晚上的時候，再利用本書所介紹的**動動體操**，幫助體液循環變得更加通暢無阻。

POINT

自己也能做！
檢查骨盆。

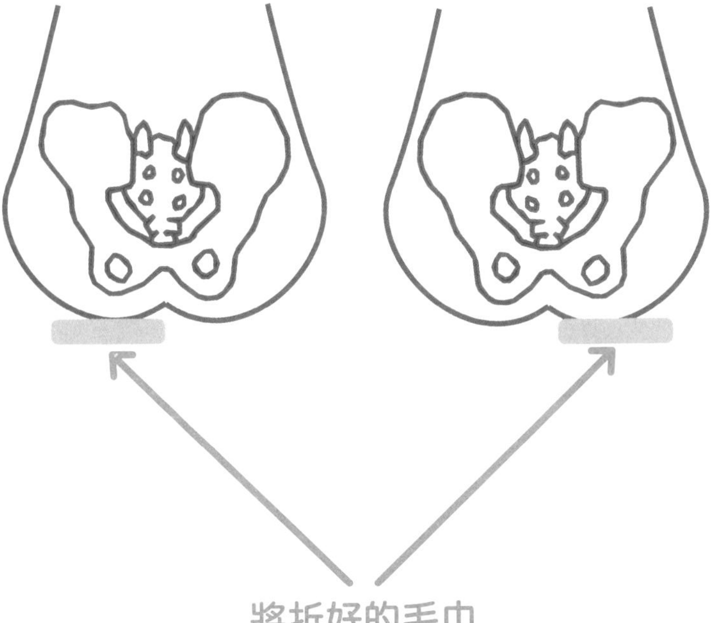

將折好的毛巾
依序分別放在單邊的坐骨下方，
看看哪一邊坐起來比較穩定。

15 若能調整好體液循環，骨盆歪斜也容易矯正

難得藉由閱讀獲得改善的知識，如果不付諸行動，「今天」也會跟昨天一樣，絲毫沒有任何進步或改變。因此，如果您想要讓骨盆的狀態變好，就請先改變環境吧！**請在家中四處擺放毛巾。**客廳、臥室、餐桌、自己房間的椅子、車內還有公司等場所，務必都要擺放毛巾。如果可以的話，最好連包包內都要有！人類是一種很難矯正惡習的生物，因此，一定要做到如此徹底才行。

當您一如往常地坐進車內時／到公司坐到自己的座位上時／用餐時看到椅子時／準備到客廳看電視時，怎麼都會看到那條黃色的毛巾？這時，您就會想起「啊，沒錯！我已經下定決心要矯正不良的姿勢了。」

習慣之所以稱之為習慣，就是連想都不用想，自然就會去做的事。因此，如果想改變習慣的話，就得將原本不知不覺會去做的事情，特別拉出來提醒自己。如果到處都擺有黃色毛巾的話，就算不想面對，也一定會看到它吧！

毛巾請選自己喜歡、看了會感到放鬆的顏色，如果能讓您看到毛巾就反射性地知道要注意姿勢的話，那就成功了！請花點心思讓自己可以快樂地進行，而不是抱持著要盡義務的心態。只要您願意努力照著做，快的話3個月，或者正常來講通常只要半年的時間，就可以順利變成一項習慣了。這是根據截至目前為止實行過的患者迴響，所統計出來的數據。

為了給自己一個有活力的老年生活！不，就為了明天的活力！**請您務必踏出這一步。**

16

無法深呼吸是因為肋骨和循環不好的關係！

呼吸，特別是**深呼吸，與腦脊髓液的分泌與循環有莫大的關係**。

・快速跑上樓梯就上氣不接下氣。
・不用力地呼吸就無法恢復原本呼吸的節奏。
・感覺胸悶難受。

通常，我對有此症狀的病患提出：「請您大大地深呼吸一下」，大部分的人都會回我：「咦？」**這是因為在不知不覺當中，自己的呼吸變得愈來愈淺，而自己卻不自知。請問您是否也有這個問題呢？**

我們現在來做個測試，請您看著時鐘，吸氣的時候要比平時多花4倍的時間（約20秒），然後再用嘴巴吐氣。

請問您的感覺如何呢？如果您感到「肩膀周圍很難受」或者「無法吐氣那麼久」的話，就要注意了！如果您有上述情形，代表在不知不覺當中，**肋骨已經失去了它原本應有的活動功能**。如果肋骨無法正常活動，連帶地，黏在肋骨下方的橫膈膜也無法順利運作。但是，想要深呼吸的話，就必須仰賴橫膈膜的活動。如果肋骨無法正常活動，我們也很難進行正常的呼吸，結果呼吸就會變淺。如此一來，吸進肺裡的氧氣和排出二氧化碳的動作，就無法確實做好。

要是呈現「無法深呼吸，肋骨無法活動」的狀態，就算有體內有體液循環著，也無法帶給細胞充足的氧氣。

不過，上述情形，**也可以藉由動動體操和深呼吸運動獲得改善**。

17 肩膀不能動的原因出在肩關節和體液循環上面

所謂的「肩關節」，就是指腋下。在腋下連接肩胛骨和肱骨之處，以專有名詞稱呼的話，就叫做「肩關節」。

年紀邁入中高年的朋友，晚上會因為五十肩或嚴重的肩膀僵硬醒來，就是肩關節無法順利活動所導致。在這個地方有一個叫做「臂神經叢」的東西，神經束、通往手臂方向的血管、淋巴管都會經過這裡。因此，這裡是體液循環重要的中樞之一。

當您接受淋巴按摩的時候，是否曾經有人對您說「腋下」很重要呢？指的就是這件事。

要是肩膀僵硬變成慢性化，腋下就會像是夾了個麻糬一樣。請問您是否曾經看過有人的膝蓋後面長出結塊呢？這種結塊，同樣也會長在我們的腋下。

想知道這個結塊究竟是什麼東西嗎？其實，它就是流不動也排不出去的老廢物質，最後淤積在裡面，其中，老廢物質中顆粒較大的部分，就會讓裡面的環境呈現淤滯的狀態。

有上述症狀的人，肩膀當然也是難逃僵硬的命運，而且總是為了肩膀周邊的不適而苦。要是情況變嚴重的話，還會引起耳鳴、頭痛和臼齒痛的症狀。

肩關節無法順利活動的演變過程如下：

・肩胛骨的活動變差↓肩膀僵硬慢性化↓睡覺時把體重壓在肩膀上入睡變成是一種常態。

當這種所謂的「常態」經過一定的時間後，就會演變成讓您在半夜痛醒的夜間疼痛。

即是「雙手隱隱作痛，痛到醒過來」以及「不知道雙手要往哪擺才會舒服」的狀態。

讀到這裡，或許您已經隱約地察覺到了，經過這麼嚴謹的過程，然後確實花了很長一段時間才一步一步地慢慢惡化至此的關節，沒有那麼簡單就可以痊癒。

不過，這不代表就沒有任何辦法了。如果您已經有覺悟要長期抗戰，倒是有一個很有效的方法，現在就為您介紹。既然已經惡化至此，就代表它已經是很嚴重的症狀了，請您務必要有耐心，切勿心急想要短時間就獲得改善。

首先，請您先做能讓體液循環變好的「動動體操」。接著，請再做肩胛骨和肋骨都可自由活動的伸展操。

差不多持續進行1個月左右，就會像是脫了一層薄皮般，逐漸變得輕鬆起來。由於這不是運動，而是伸展，因此，只要在您感到難受的時候，以少量多次的方式進行即可。

然後，請您改變睡姿。

請您用肩胛骨睡覺。

就讓我來說明一下這是什麼意思吧！

我想，應該有很多人小時候曾經有過一段不用枕頭就能睡覺的時期。當時所謂的「側睡」，實際上究竟是以怎樣的姿勢睡覺呢？如果您有小孩或者孫子的話，請您觀察一下他們睡覺的姿勢。

小朋友側睡的時候，其實並不是把身體的重量壓在肩膀上，而是放在**肩胛骨**上。但是，中年之後，隨著身體愈來愈僵硬，漸漸地，就會變成「用肩膀睡覺」了。（請參照P.55的圖）。**如果用肩膀睡覺，腋下就會受到壓迫。要是腋下長期以來都受到壓迫，肩關節就會變得愈來愈緊。**這也難怪，畢竟，您是長期以來都把體重壓在肩關節入睡呀！

那麼，從下頁開始，我將會介紹伸展的方法。請您記住，關於肩關節的治療本來就很困難，如果您無法靠自己痊癒，請務必要到醫院接受更專業的治療。

POINT

肩胛骨的伸展操①

1 身體向右側躺，兩腳彎曲90度，背部挺直。右手掌朝向天花板，再把左手掌疊放在右手掌上面。

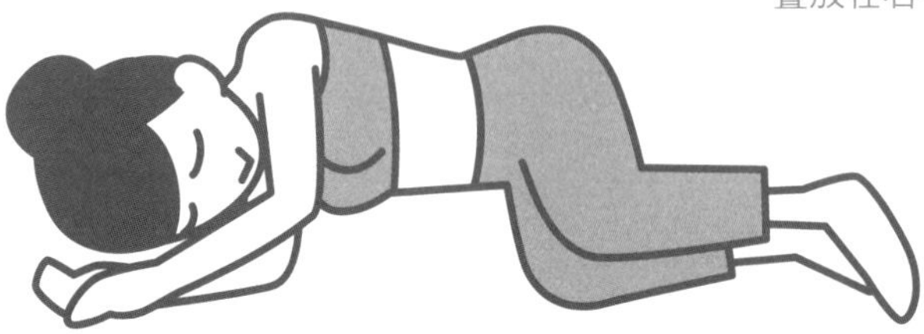
背部切勿彎曲，要挺直！

2 保持這個姿勢，然後把左手打開，請感受一下因左臂的重量，而讓左側肩胛骨往下墜的感覺。

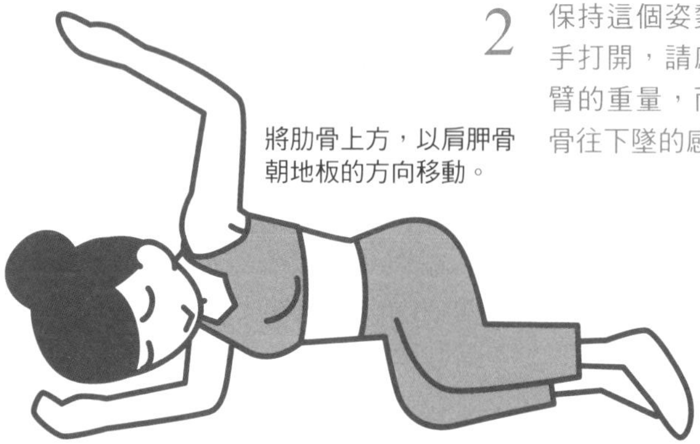

維持90秒，然後放鬆做伸展。
慢慢地回到原來的位置，休息30秒後，另一邊也以相同的方式進行伸展。

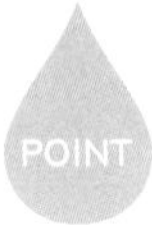

3　身體向左側躺，兩腳彎曲90度，背部挺直。左手掌朝向天花板，再把右手掌疊放在左手掌上面。

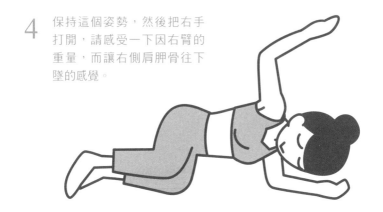

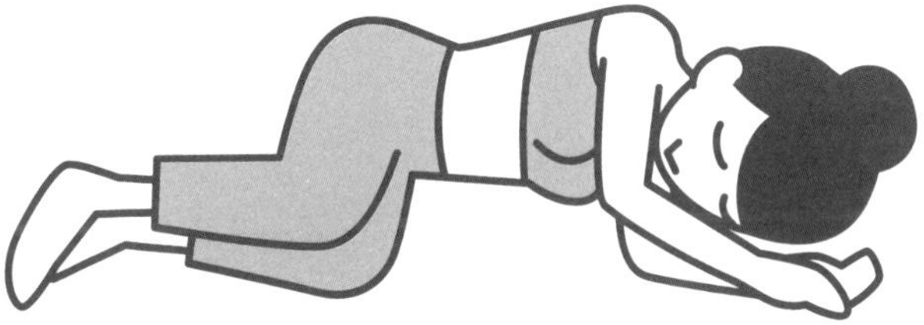

4　保持這個姿勢，然後把右手打開，請感受一下因右臂的重量，而讓右側肩胛骨往下墜的感覺。

POINT

肩胛骨的伸展操②

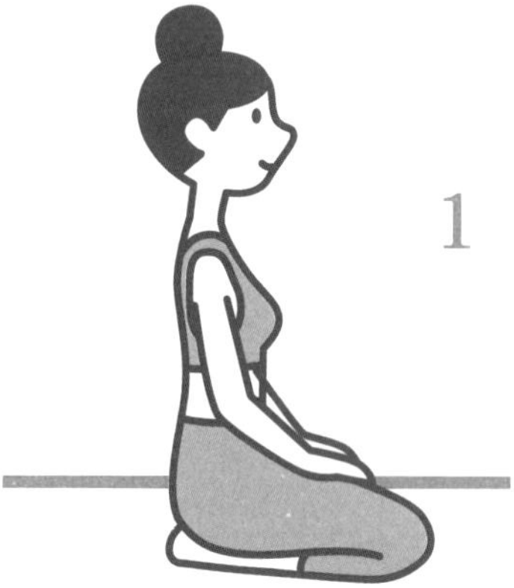

1 距離牆壁約40cm，並與它平行跪坐。

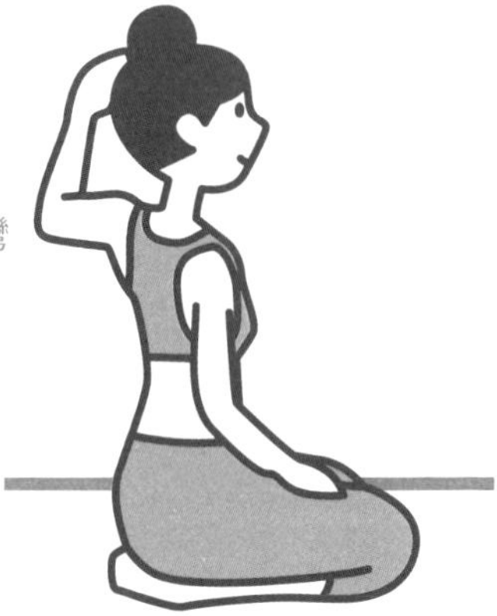

2 左手臂抬起與肩膀同高，手肘彎曲成直角，然後展開左胸。

手掌不要整個貼合在牆壁上，而是要用指腹的力量支撐體重

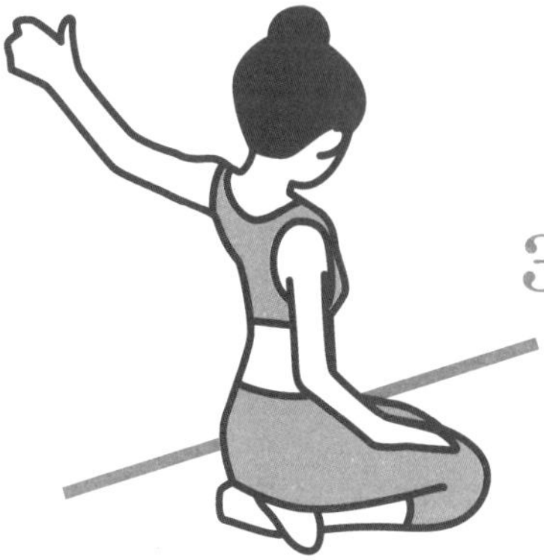

3 左手臂向肩膀上後方移動約40cm，然後伸展左手臂，並用五根手指頭支撐住自己的體重。

POINT

4 繼續用手指扶牆撐住身體，然後手肘慢慢地向內旋轉10次。請以自己覺得舒服的速度進行，切勿加壓或加速，慢慢進行會比較有效。

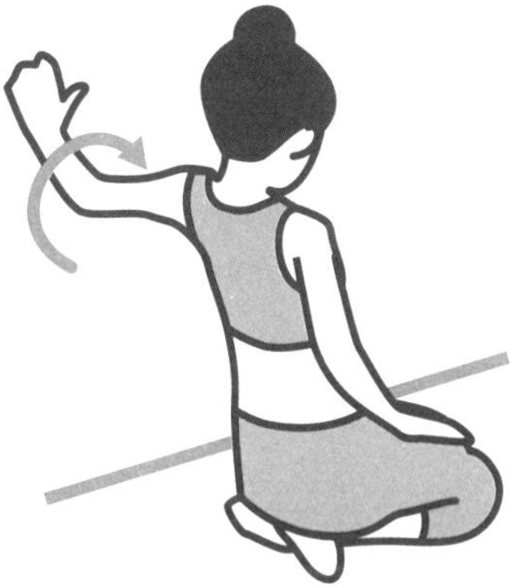

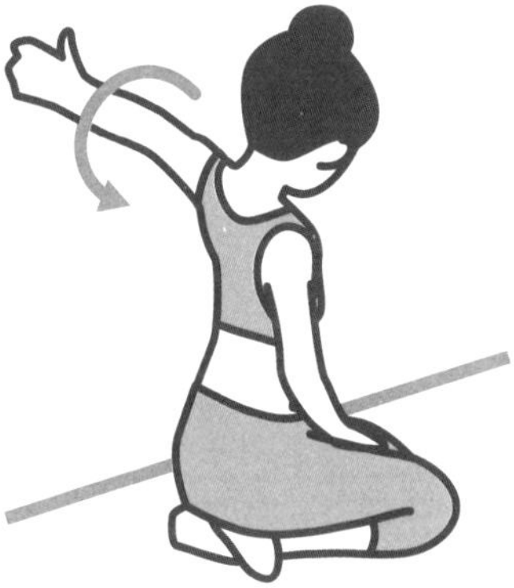

5 接下來，還是保持這個姿勢，然後手肘慢慢地向外旋轉10次。如果想要多轉幾圈也沒有關係。

6 慢慢地回到步驟1的姿勢，放鬆一下，然後做3次深呼吸。另一邊也請按照1～6的步驟做過一遍。

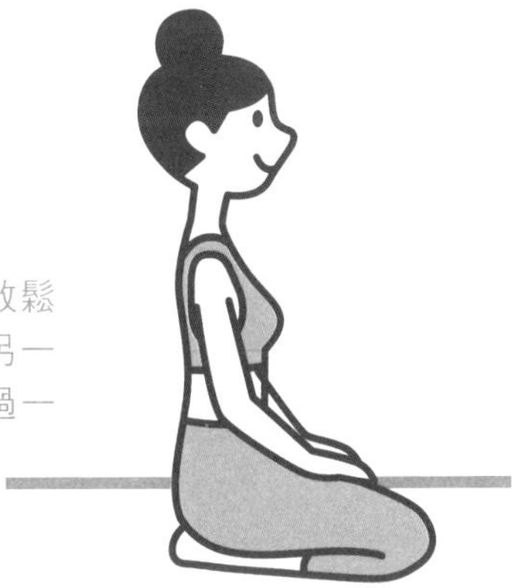

POINT

肩胛骨的伸展操③

※加進①裡

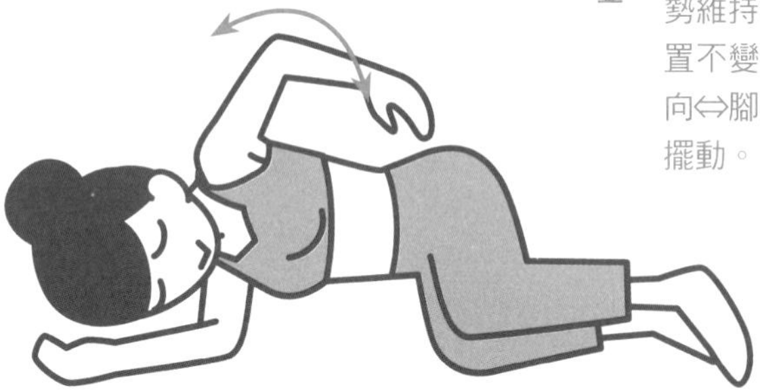

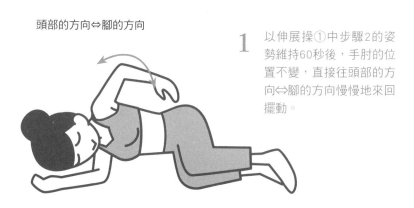

1 以伸展操①中步驟2的姿勢維持60秒後，手肘的位置不變，直接往頭部的方向⇔腳的方向慢慢地來回擺動。

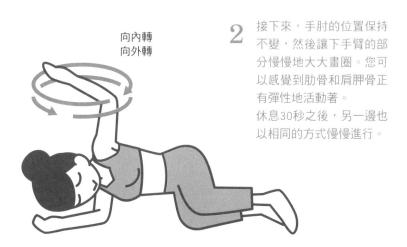

2 接下來，手肘的位置保持不變，然後讓下手臂的部分慢慢地大大畫圈。您可以感覺到肋骨和肩胛骨正有彈性地活動著。
休息30秒之後，另一邊也以相同的方式慢慢進行。

POINT

肩胛骨的伸展操④

※等①跟③的伸展操都能輕鬆駕馭的時候，再加進去一起做

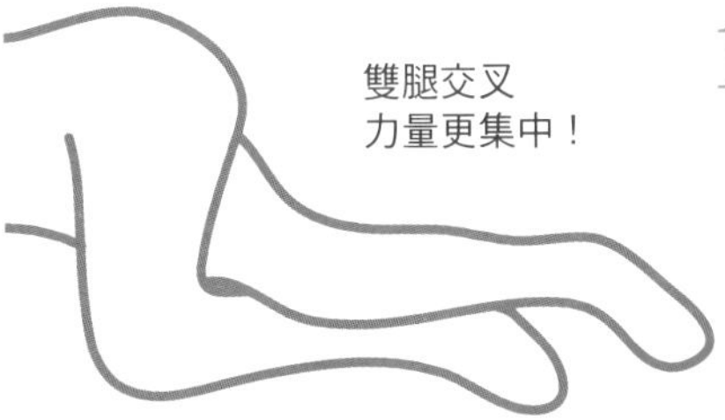

1　如左圖所示，請用下面那隻腳的膝蓋壓住上面那隻腳的小腿肚。由於身體側躺的關係，動作可以很穩固，更能集中伸展肩胛骨。另一邊也以相同的方式做一遍。

※每次只要左右各做一次即可。請在早、中、晚或感到「肩膀好硬喔～」的時候進行伸展。位於上側部分的胸口不要打開，臉部、胸部、腰部都要面向側面躺好。做習慣之後，以①→③→④的次序單邊各做一次，效果會更好。

「用肩膀睡覺」

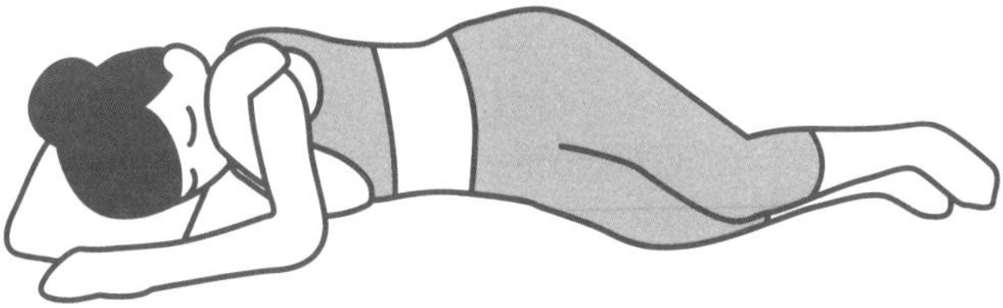

使用這種姿勢睡覺，
很容易讓肩胛骨變硬。

18

腳踝僵硬緊繃，是因為身體瘀血的關係

在我65歲左右的客人當中，曾有一位女士表示，「開車的時候左腰會痛」、「準備下車的時候，左邊的屁股痛到無法起身」。

我先幫她調整全身，解除髖關節活動的限制，接著診療膝蓋和腳的時候，發現她左腳的腳踝前方有一個因為跪坐而長出來的繭。雖然不會痛，但卻硬得像岩石。而在這個硬得像岩石的繭裡面，可以明顯感受到腳踝關節的活動很差。一問之下，原來是在高中參加壘球社時，曾經扭傷過。因此，我判斷這可能是以前扭傷所留下來的後遺症，請她繼續來院接受治療。後來，以每週一次的療程進行3個月之後，左邊屁股的疼痛就消失了。原本髖關節的活動很差，後來也變得能夠順暢地活動了。

腳踝是髖關節的淋巴的反射區（與髖關節相連的末梢神經）。這位女士以前不管接受了哪種治療，一直都好不了，就是因為這個隱藏在腳踝裡的舊傷。

因為骨盆歪斜造成體液循環變差，從雙腳返回身體的血液和淋巴液循環也會跟著變差。如此一來，位於下方的雙腳就會漸漸沉積老廢物質，導致雙腳浮腫，特別是腳踝部分還會變硬。另外，也可能會出現像坐骨神經痛的疼痛。有的人還會伴隨麻痺。

工作結束後到客廳喘口氣時，或者在浴室洗澡放鬆時，只要檢查一下**腳踝，就可以知道體液循環到底有沒有淤滯的狀況**。

POINT

重要的腳踝！

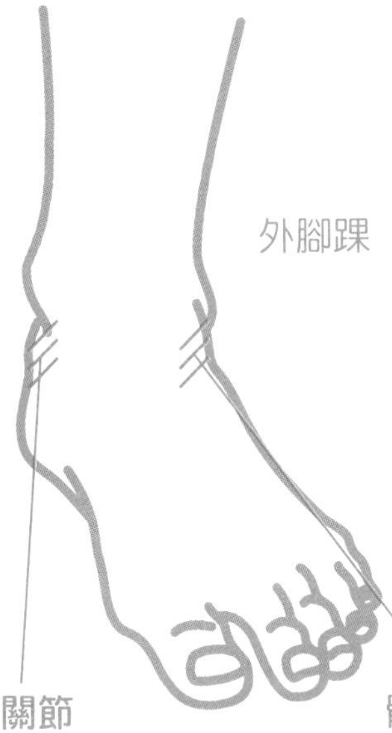

【確認要點！】

☐ 腳背是否腫脹隆起？
☐ 腳底感覺輕不輕鬆？
☐ 腳踝可以順暢轉動嗎？
☐ 用腳趾頭出「布」的時候，每根腳趾是否能順利分開呢？

→有以上情形的人請做動動體操和深呼吸！

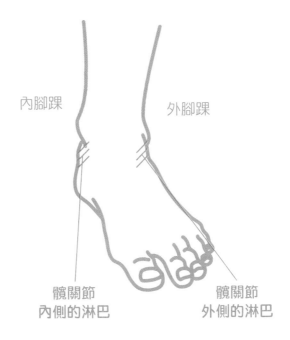

19 小腿肚若太硬，血液就無法順利回流到心臟！

「我只是像平常一樣正常地跑步，就聽到啪嘰的聲音，原來是肌腱斷了」或者「玩主婦排球時，雙腳落地隨即聽到啪嘰一聲，肌腱斷了」等。這些人即使沒有做激烈的運動，阿基里斯腱還是斷裂了。他們有一個共通點，那就是**小腿肚的肌肉非常僵硬**。

小腿肚的肌肉會在內、外腳踝周圍形成肌腱，再從腳底連接到腳趾。阿基里斯腱的內側、外側都有小條的肌腱，它們會繞過腳踝，再連到腳底。腳踝就像是細長肌肉的「滑輪」一般。

因此，如果阿基里斯腱的內、外側以及內、外側腳踝周圍太硬、有硬塊時，肌肉活動的時候就會受阻，如此一來，下場當然就是會讓小腿肚和腳底的肌肉無法順暢活動。連帶地，幫助血液回流的幫浦也無法順利運作了。要是幫浦無法順利運作，那麼，老廢物質也無法跟著血液回流。尤其是較大的老廢物質會變得更難回流。結果就變成沉積在腳底或阿基里斯腱周圍了。

請您確認一下左頁列出的項目表。如果您有感覺自己符合其中的項目，**請做做動動體操和深呼吸**。

想讓體液循環變順暢，必須先確認阿基里斯腱周圍的肌肉，才能知道下半身的循環功能是否順利正常運作。

請盡可能地在您放鬆休息時或入浴時，養成隨時確認的習慣。

POINT

確認阿基里斯腱・小腿肚！

- □ 阿基里斯腱周圍比10幾歲的時候還要胖
- □ 從旁邊捏捏阿基里斯腱，發現有多餘的東西
- □ 伸展阿基里斯腱時會痛，無法確實伸展
- □ 早晨起床時，膝蓋以下感覺很沉重
- □ 總是覺得膝蓋以下怪怪的，像是掛著秤砣一樣

→有以上情形的人請做動動體操和深呼吸！

20 只要改善體液循環，就能治好駝背和O型腿

胃痛時，我們都會一面按著鳩尾穴，一面喊痛，然後彎著身體吧？

因為便祕而腹痛時，同樣也會護著那個地方而彎腰。

如果體液循環變好，就能促進血流運行，胃或大腸的血液通暢，就能執行原本輸送營養的功能。

如此一來，身體就沒有必要繼續做出為了要保護內臟般的彎腰駝背姿勢，可以恢復正常、挺直伸展。

只要體液循環變好，通往內臟的血液和淋巴液也能跟著變順暢。

這樣的話，自然治癒能力就能發揮最大的功效，讓身體開始朝著提高內臟機能的方向進行。

若能讓虛弱的內臟恢復原有的活力，身體就沒有必要為了保護內臟而做出彎腰駝背的姿勢，也能矯正O型腿。讓身體得以抬頭挺胸、站得直挺。

以上這些，全都只要顧好體液循環，就能為身體帶來這麼多的好處。

這在我所開設的沙龍或學生開設的整復院和治療院裡，都是屬於平時就可見到的光景。

21 身體無時無刻都想要變健康！

我舉一個例子來說明，比方說，當我們受傷流血時，通常傷口都會好。

手術開刀時，傷口也不可能從此無法癒合。

不論是80歲還是90歲，也不會因為年紀到了一定的歲數，「傷口就好不了」。只是會比年輕的時候好得比較慢而已。

然而，當您開始腰痛或膝蓋痛時，若是有人對您說：「這是因為身體老化了嘛！」，我想大多數人都會盲目聽信。但是，您不覺得這樣這有點奇怪嗎？

我們的身體其實隨時隨地都恨不得想要趕快痊癒。

不管先前是喊著多麼「疼痛」或「難受」的病患前來求診，只要體液循環變好、並將關節導正到原本正常的位置，情況就會好轉。

當然，這並不是只要治療一次就能馬上痊癒。

不過，經過一次又一次的治療，情況就會跟著好轉。如果情況完全沒有改變，或許可能真的是老化所引起，但是，如果還有**改善的機會，就請不要把原因歸責到老化上面，這是不對的觀念。**

我的客人當中，有一位過了70歲之後，被診斷出「退化性膝關節炎」，結果抱持著「終於來到這一天」的心態，前來求診。

這位客人的左腳膝蓋變形，部位感到灼熱並貼著藥膏。

「要是可以把膝蓋換掉就好了！」當身體不舒服的時候，譬如像這位病患一樣膝蓋疼痛時，就會把膝蓋說得像是壞蛋一樣。但是，當真是如此嗎？

如果身體會說話，它會怎麼說呢？

膝蓋有膝蓋的任務，而且它總是盡心盡力工作。

如果膝蓋把身體當作「主人」，那麼，膝蓋應該會對身體效忠，默默地做好自己的分內工作。左頁是平時經常側坐的主人和盡心工作的膝蓋的對話。

您覺得如何呢？

我想對話的內容大概就是這樣吧！

如果您被生得很健康，那麼，除了外傷（意外、跌倒等外來的刺激）之外，我想其他的問題身體應該有辦法處理。

即便再怎麼難受，全身都會想辦法維持身體的平衡，想辦法讓身體統一作為一個大主體活動。

因此，如果平時都是維持著正確良好的姿勢過生活，讓水球也就是身體內的循環維持良好狀態的話，身體自然健康無虞。

但是，如果發現身體好像有那裡會痛，我想，可以請您先檢查一下平常生活當中有沒有用什麼不自然的姿勢。

「平時就要保持正確的姿勢」非常重要！

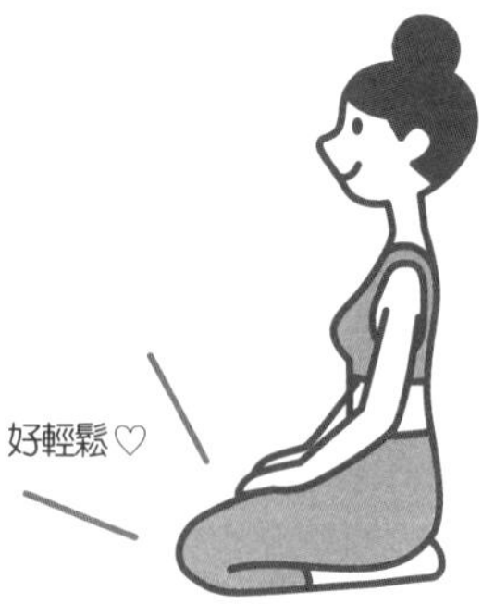

POINT

膝蓋的心情

膝蓋：這幾天，好像時常被扭去奇怪的方向耶？最近主人的姿勢會不會太差了啊？
主人：……（完全沒發現，無視）……。
膝蓋：真拿主人沒辦法，雖然很難受，但也只好努力維持平衡了。
主人：……（完全沒發現，無視）……。
膝蓋：我都這麼勉強自己配合你了，主人啊，拜託你也快點察覺異樣吧！我能幫你的已經快到極限了！
主人：咦？這幾天的膝蓋好像怪怪的耶？
膝蓋：啊～不行了，我已經筋疲力盡了，已經到達極限了！
主人：膝蓋怎麼開始痛了？奇怪耶，為什麼膝蓋會痛呢？明明就沒怎麼樣啊？
膝蓋：啊，主人好像終於發現了。
主人：要是膝蓋不會痛就好了，還是先貼塊藥膏吧！
膝蓋：咦？不對吧……這都是因為主人你喜歡坐歪一邊的緣故啦！雖然膝蓋很擅長做出彎曲的動作，但是你就這樣扭著還把身體的重量壓在上面當然會很難受啊！快發現啊！
主人：貼藥膏也沒效耶！那去整形外科照照X光好了。
醫生：X光的結果並沒有發現異樣喔，我開藥給你，再觀察看看吧！
主人：這樣啊？它已經痛到我想要把他換掉的程度了說……沒辦法，不然去給人家按摩看看好了。
片平：您平常的姿勢是不是變差了呢？膝蓋被稱作鉸鏈關節，主要用來進行彎曲的任務。如果長時間一直扭著，就會出問題，請問您有聯想到什麼嗎？
主人：這麼說起來，我在看電視的時候會側坐。
片平：那有可能就是造成膝蓋疼痛的原因喔！那麼，我現在就幫您把胡亂加壓之後歪斜的膝蓋喬回原本正確的位置，之後就不要再側坐了喔！如果膝蓋有嘴巴的話，它一定會想吐苦水的。膝蓋不是壞東西，而是最努力的部位喔！因此，要懷著感恩的心向膝蓋道謝，這樣就能早點治好喔！
主人：原來是這樣啊！……我的膝蓋，對不起！
膝蓋：我的努力終於得到了回報！為了主人，我會繼續努力的！

22 想要強化骨骼和黏膜，也得靠體液循環！

體力衰落、感覺疲累的時候，就是體液的循環功能變差的時候。

這種時候，養分就無法輸送到身體各個角落。全身的營養都不足，身體就會呈現疲勞的狀態。

即使您想要讓「骨骼變強壯」而攝取鈣質，但是內臟的消化功能已經下降了，就算攝取了也無法吸收，最後還是排出體外。

這時候，就代表身體需要休息了。

而休息的最佳方式就是躺下來睡覺。

如果能在睡覺的時候，恢復衰落的循環功能，用來進行消化活動的精力，就能分給身體去做回收老廢物質的工作。

老廢物質處理完畢，身體變乾淨了之後，再攝取所需的養分，就能把吸收到的營養成功地輸送到各個細胞當中了。

特別是**腸胃的黏膜**，它會直接吸收醣類或養分，但是，如果想讓黏膜正常運作，最大的前提是，要保有良好的體液循環，這一點非常重要。

如果您想要靠自己的力量，讓體液循環變好的話，雖然我已經重複很多次了，但我還是要再跟您說，請您務必要**做動動體操和深呼吸**。

第3章

瞬間通暢體內「淤滯」的運動！

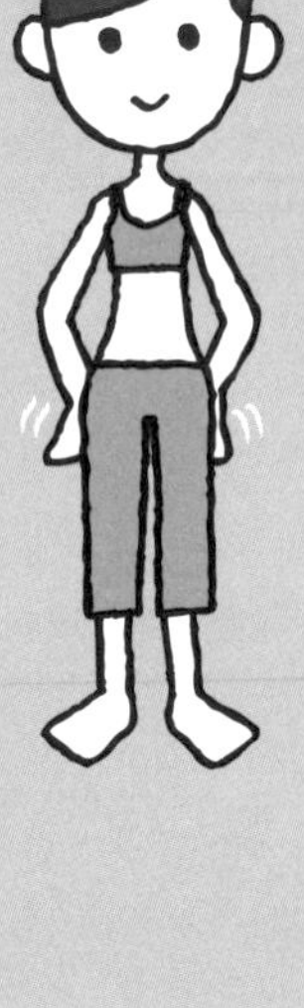

23 為何無法消除疼痛和僵硬？

肩膀僵硬，不一定是肩膀出了什麼問題。腰部疼痛，也不一定是腰部出了什麼狀況。到目前為止，我看過5萬人以上的病患，我發現，大多的情況都是「**疼痛的原因，都不在疼痛處**」。尤其是那種「不管去哪看都一直看不好」的病患，通常都是屬於這種情況。

現代人工作大多屬於需久坐辦公室的型態，因此經常彎腰駝背，因為姿勢不良的關係而引發各式各樣的症狀，這種情形好像也蠻常見的。

如果姿勢不良，身體這顆大型水球就會被壓扁，胸腔和腹腔這兩顆小水球也會一起被壓扁。

水球被壓扁之後就會變形，埋在裡面的水管就會受到壓迫，就像是被輕輕踩著的水管一樣。要是水管被踩住，循環就會從那個地方開始變差，連帶的，也會讓水球中的水流變差。漸漸地，身體這顆大水球裡面的水流也會開始滯留不前。全身的水流停滯不前，只是偶爾看電腦看比較久而已，肩膀就開始僵硬，這時要是只有按摩肩膀，就像是「只見樹木，不見森林」一般，只有看見局部，沒有顧及全局。像這種情況的話，首先要先改善水球中的水管，也就是**體液的水流**，身體才能早點得到解脫。

身體就是一個大整體。譬如，因為扭傷而讓身體失衡的話，水球就會變形，只要一變形，體液循環就會變差。

因此，如果您在生活中或運動上，做了什麼會讓身體失衡的事，就得靠自己的力量讓變形的水球恢復原狀。

24 不是治好它，而是「讓它自己痊癒」

當手被割傷的時候，您會這樣想嗎？「好，現在開始治好它吧！」應該不會吧？就算你不要求身體，身體自己也會主動進行修復的動作。

同樣地，肩膀僵硬或腰痛時也一樣。不論是閃到腰之後，以90度鞠躬彎腰姿勢前來看診的病人，或者因為五十肩的關係讓手臂無法轉動，只要幫他們喬回構造上正確的位置，身體自然就會主動開始修復，最後恢復正常。

話雖如此，也不一定是只要治療一次，就一定能馬上歸回到原本正常的位置。情況嚴重而且放置已久的人，大多都要治療5～6次以上才會有效。但是，都一定可以獲得改善。

作為治療師能做的，並不是幫您消除疼痛，也不是幫您緩解痛苦，而是站在**解剖學的角度**，**幫您導正到正確的位置上**而已。只要做到這點，疼痛自然就會消失、當然也不會再感到痛苦，彎曲的腰可以挺直、抬不起來的手臂也可以抬起來了。您知道這代表什麼意思嗎？

這就代表，身體有治癒的能力。

只要幫它把不對的位置導正到正確的位置，不適之處自然就會自己好轉。我們治療師能做的，不過是為了要激發這股自我療癒的力量罷了。

「為什麼身體會突然不能自由活動呢……？」有此疑問的您，我的回答如下：那是因為身體正向您發出「事態已經嚴重到連自我療癒的能力都無法啟動了，拜託您休息吧！」的警訊緣故。

25

讓淋巴液通暢流動的三個重點部位！

從本頁開始，我將依序為大家解說能讓淋巴液、腦脊髓液、血液循環變好的要點。首先，想讓淋巴液通暢流動，要注意3個部位，即是①鎖骨②腋下③大腿根部（鼠蹊部）。

①鎖骨 這裡所說的「鎖骨」，是指連接胸骨和鎖骨的「胸鎖關節」這個部分。這裡是名為胸管的大條淋巴管通過的場所，因此非常重要。右側有來自右胸部、右腹部的淋巴液流入，左側則是有除這以外來自全身的淋巴液流入。然後和靜脈混合在一起，共同流回心臟。

②腋下 就是所謂的「蝴蝶袖」部位，是所有女性都很在意，希望改善消除的地方。這個部位有臂神經叢這條通往手臂的神經束通過。除此之外，來回身體和軀幹之間的血管和淋巴管也會經過這裡。如果這個部分出現像麻糬一樣的東西，通過這裡的血管和淋巴管就會受到壓迫，導致無法發揮應有的功能。

③鼠蹊部 它就位於所謂的「內褲鬆緊帶」那條線上，請您用手摸摸突出的恥骨下方，這裡應該有一個凹陷處。這個部位就叫做**股三角**。在這個部位，有來回下肢和腹部之間的血管、淋巴管以及神經通過。如果這個部位受到壓迫、或者因為歪斜導致空間變窄，下半身的血流或淋巴液的流動就會變差。

身體如果健康的話，這個股三角的地方是凹下去的。

POINT

淋巴的重點部位①鎖骨

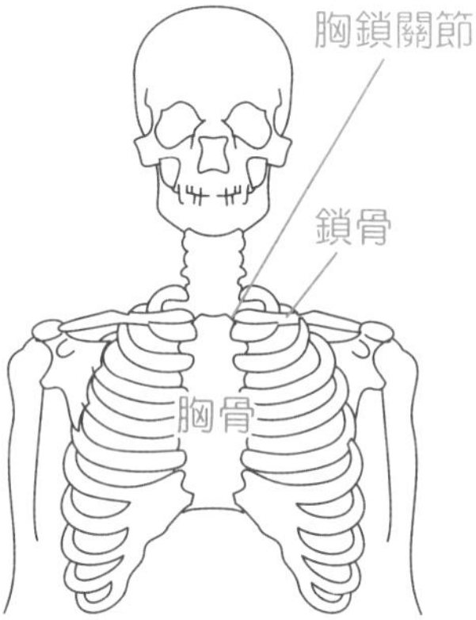

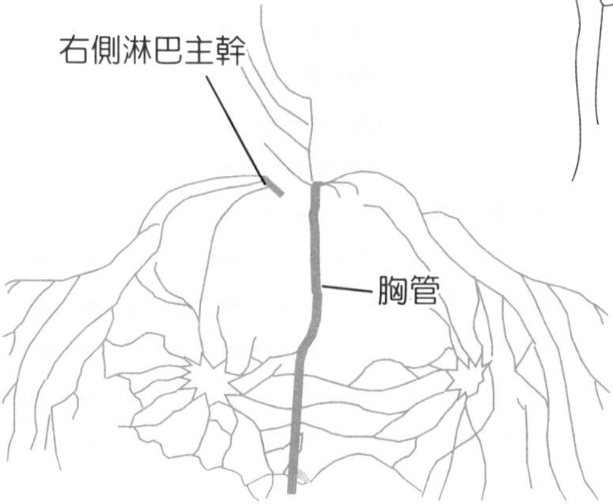

在左側的胸骨關節部分，請您想著全身70%的淋巴液都會流經這裡即可。
這個地方的水流如果變差，即使②腋下或③鼠蹊部的水流良好，但最終結果，淋巴液還是無法順暢流通，因此**非常地重要**。

POINT

淋巴的重點部位②腋下

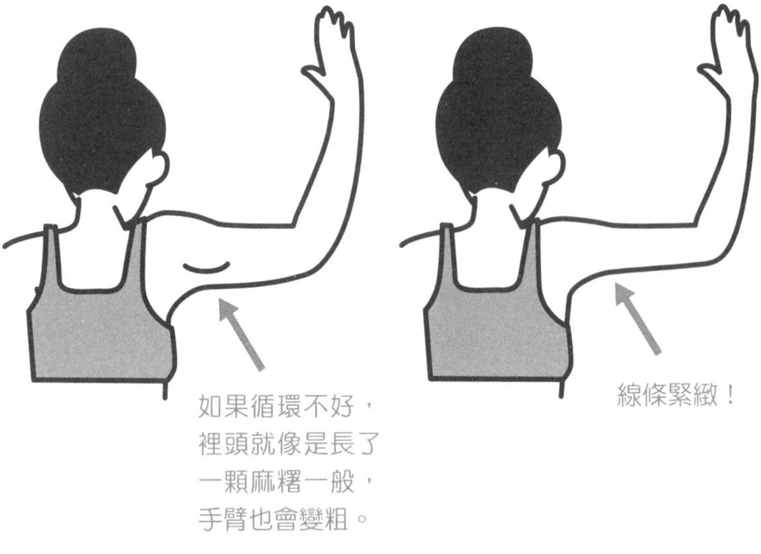
如果循環不好，
裡頭就像是長了
一顆麻糬一般，
手臂也會變粗。
線條緊緻！

模特兒穿著無袖上衣登場時，上臂總是纖細緊緻。
身體健康的人，腋下的肌肉通常纖細緊緻，並且像是被挖走一塊肉一般，呈現凹陷的狀態。

POINT

淋巴的重點部位③鼠蹊部

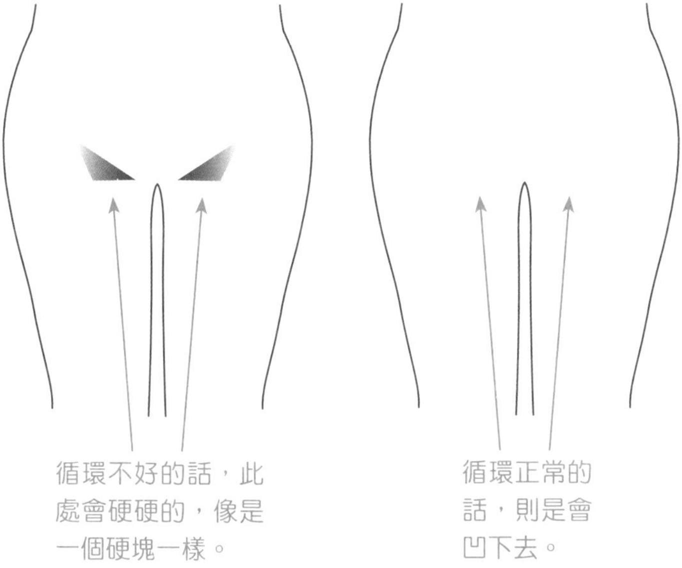
循環不好的話，此處會硬硬的，像是一個硬塊一樣。
循環正常的話，則是會凹下去。

如果此處浮腫或者硬硬的，表示血管或淋巴管呈現被壓扁的狀態。
不過請放心！
只要做做看動動體操就能獲得改善。

26

放鬆髖關節的伸展操・腋下和鎖骨同時伸展

放鬆髖關節的伸展操

有位年紀在75歲左右，身材窈窕、氣質優雅的女士對我說：「這陣子雙腳浮腫得好難受喔！」。

由於對方是從遠方而來，因此1個月能來1次已經算是很勉強了。

因此，我便教她一個可以在家自己做的簡單髖關節伸展操。結果，當她下個月回診時，這位文靜的女士帶著淺淺的微笑說：「自從我做了那個伸展操，我的腳就不浮腫了」。

接下來我即將要介紹的方法，雖然非常簡單，但是效果非常好。

請您務必一定要試試。

確認要點↓鼠蹊部有無硬塊。如果有硬塊，表示淋巴液的回流受到阻礙。

請您參照第74頁的圖解進行伸展操。

讓淋巴液順暢流動的祕訣，就在讓**髖關節放鬆的角度**。

而這個角度，就在身體中心線往外打開約**30度角的位置**。因此，只要把腳向外打開30度即可。

腋下和鎖骨同時伸展

正確活動上臂，就能同時伸展腋下和鎖骨，可說是「一舉兩得的淋巴伸展操」。（請參照第77頁）

只要早晚各進行一次，脖子、肩膀就能變輕鬆，也有小臉效果。

POINT

確認要點
「鼠蹊部有無硬塊」

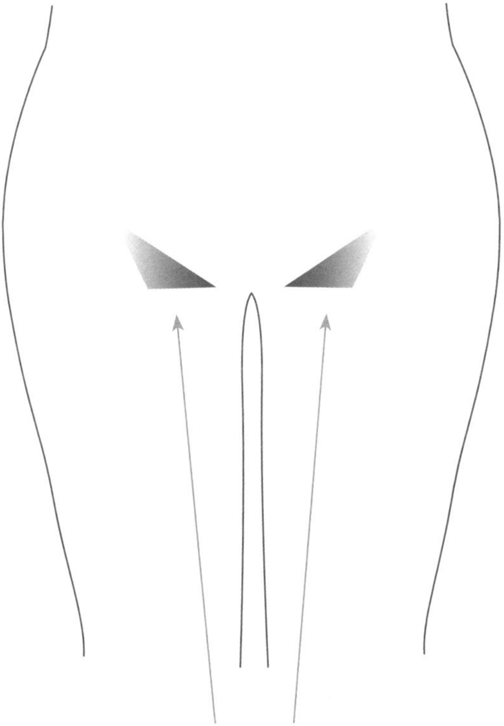

如果有硬塊，
表示淋巴液難以回流。

POINT

放鬆髖關節的伸展操

1

請仰躺。

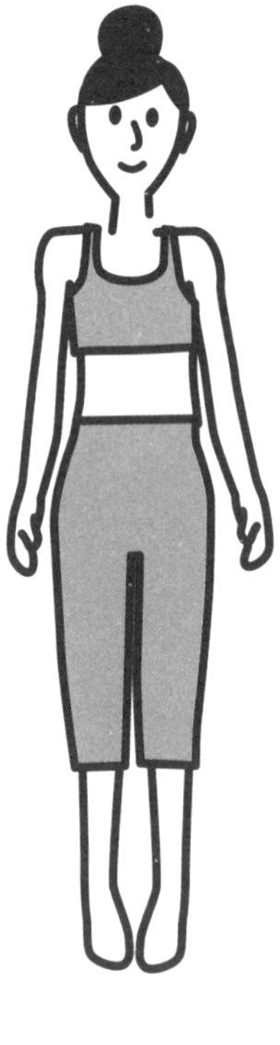

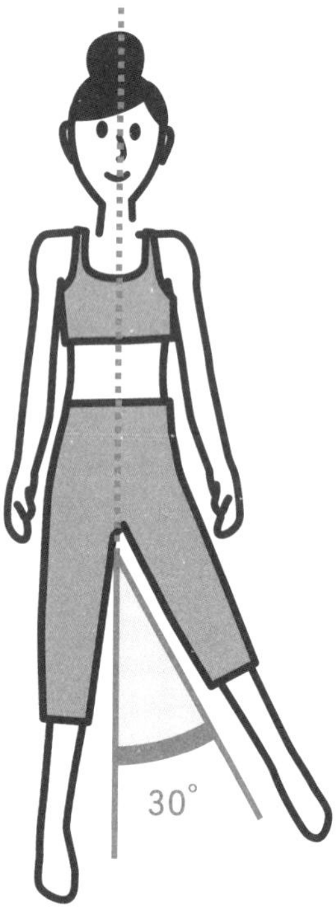

2

左腳從身體中心線朝外打開30度。

POINT

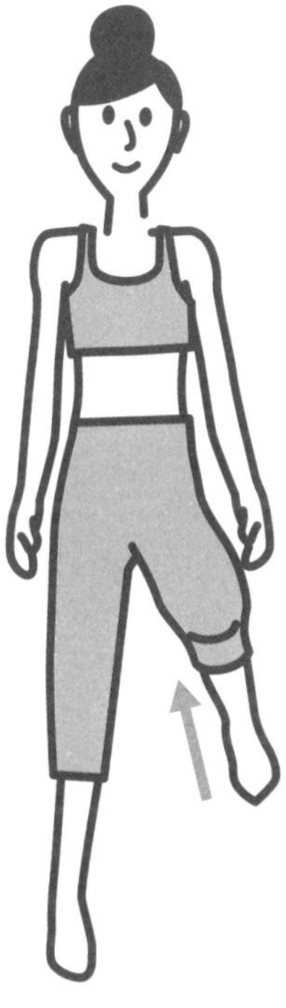

3

停在這個位置，抬起左膝彎成直角。

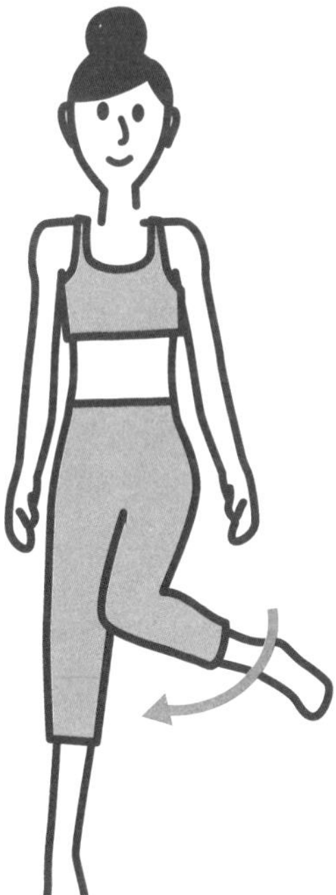

4

用左手輔助，讓左膝朝右側像是無力般倒下。

POINT

5

再讓左膝朝左側
像是無力般倒下。

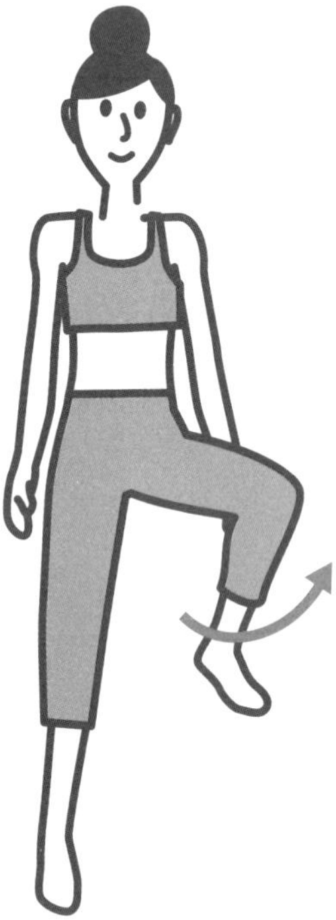

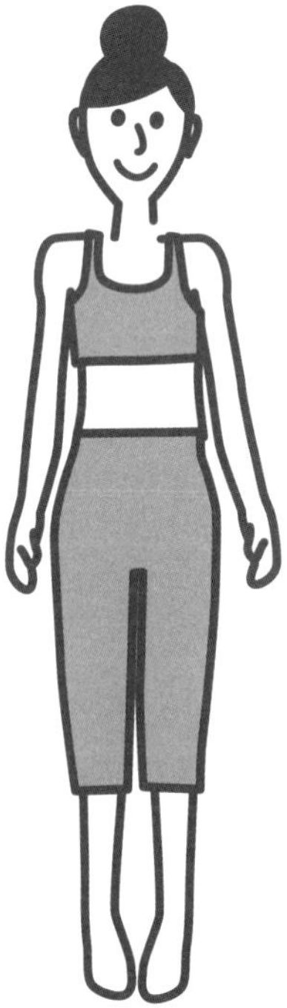

6

步驟4～5重複10次，
再回到原本一開始的位
置。請保持舒服的速度
進行。右腳也以相同的
流程做一遍。

POINT

腋下和鎖骨同時伸展

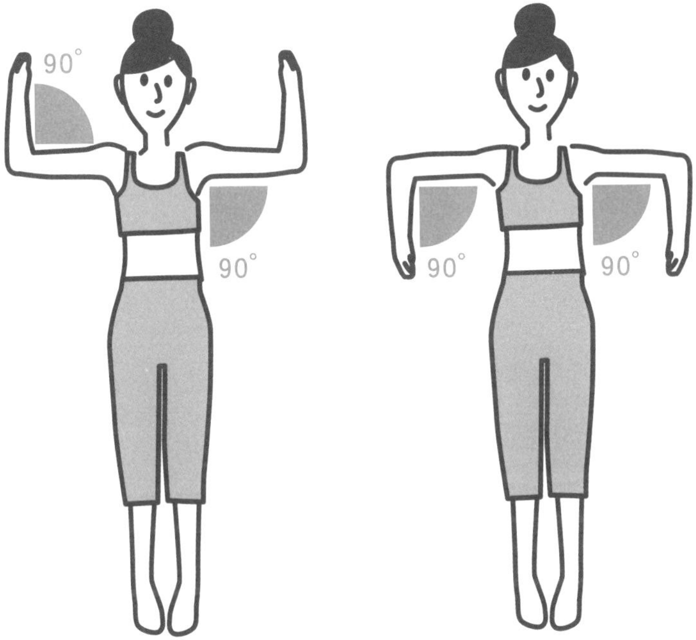

肩膀與手肘保持平行，手肘到手掌部位與身體平行，然後朝著腳和頭部的方向緩緩地上下活動。

27 淋巴按摩的妙計！

在前面我們已經有談過，淋巴液是「緩緩」流動的。**淋巴液1秒流動不到1公分**。明明血液只要1分鐘就可以循環全身，怎麼淋巴液這麼悠哉……。基本上，只要我們把一整天總是位於底下的雙腿，**在睡覺時躺平放好，淋巴液的流動就會非常地順暢**。

接下來我要介紹的方法是，只要睡個10分鐘左右，就能得獲得像是剛洗完熱水澡一般，讓身體變輕盈、雙頰微微紅潤的效果。體內的循環明顯變好，就連旁人也能一眼就看得出來。10分鐘睡醒之後要站起來，連本人也會驚呼：「哇！身體變得好輕盈」，事實擺在眼前，不用多加解釋。

只要在睡覺的時候，把身體設定在可讓淋巴液通暢流動的位置，**就算只是躺著，也能達到促進淋巴液流動的效果**。

想在平時就讓淋巴液順暢流動，或者大腿根部（鼠蹊部）僵硬、腋下像是夾著麻糬的人，我有一個讓您感到驚艷的好方法。

這項祕訣就是，別讓大腿根部（鼠蹊部）和腋下部位卡住。也就是說，請您想成這是為了要讓手腳的血液和淋巴液回到身體軀幹，因此要打開人孔蓋。

經過我長年以來不斷地嘗試、改良，終於發現這個神祕的角度。從上肢連接到軀幹的接合部「腋下」，以及從下肢連接到軀幹的「大腿根部（鼠蹊部）」，這兩處的人孔蓋在**「某種角度」**之下，會啵一聲地打開。

那麼，就讓我們放輕鬆來進行吧！

POINT

腋下和鎖骨同時伸展

1

用毛巾把雙腿束好，
再用繩子固定。
重點是要用沒有伸縮彈性的繩子。

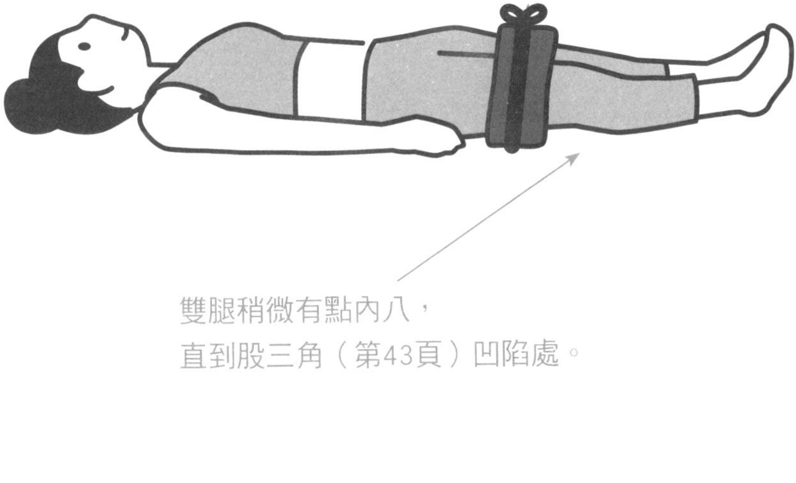

雙腿稍微有點內八，
直到股三角（第43頁）凹陷處。

POINT

2

後背懸空，
挺胸躺好，然後以這個姿勢睡覺。

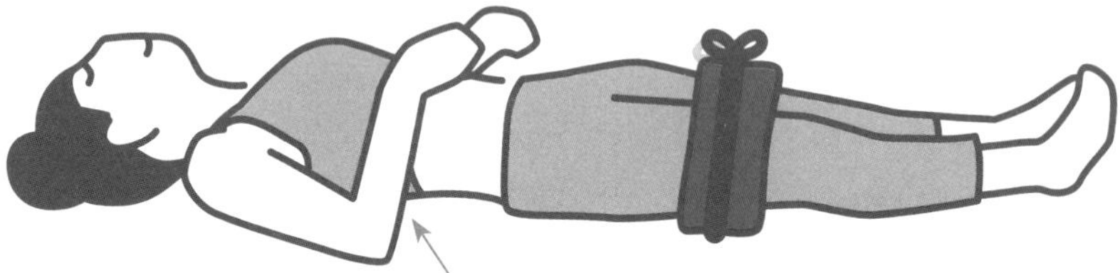

POINT

3

墊一塊毛巾，
讓兩手肘騰空5cm左右，
然後雙手牽在一起，睡10分鐘。

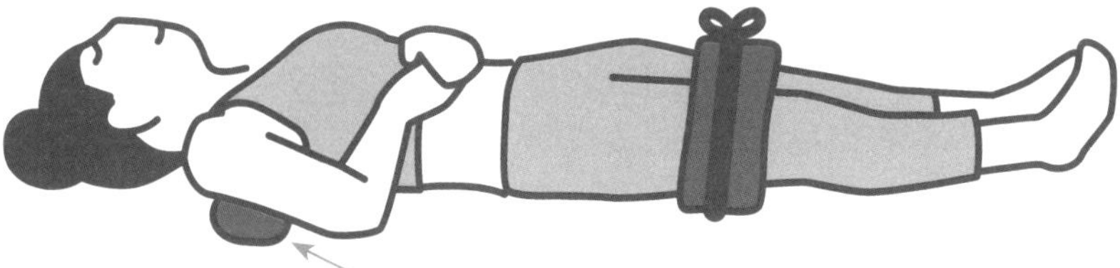

墊一塊毛巾，
讓手肘比地面高5cm。
（兩手都要）

只要10分鐘就有效。到沙龍接受治療後，再以這個方式固定，很多人都說「我可以感覺到體液在裡面咕嚕咕嚕地循環著」。當然這只是心裡的感覺，實際上進行的時候，就算完全沒有感覺，還是十分有效，請放心進行。

10分鐘過去之後，先保持原狀不要理它也沒關係，通常會有很多人因為進行的過程實在太舒服了，因此深深睡去。

晚上就寢時才做的人，就完之後就保持這個姿勢直接睡覺也沒問題。

28 為什麼分泌腦脊髓液和循環會這麼重要？

不仰賴任何人，也不需要工具，只要簡單的動作，就能調整全身的體液循環，讓身體的不適全都痊癒，如果有這種方法，不會很想知道嗎？

想要靠自己的力量調整骨骼是比較困難，但是**如果是想讓體液循環變好的話，只要知道確切的方法，不管是誰都可以做**。如此簡單而且至今幾乎沒有人提過的方法，就是促進**腦脊髓液的循環以及分泌的方法**。

自從我開始施行「調整頭蓋骨」以來，已經經過了25年的歲月。在這段期間，我幫助許多人改善了他們的症狀。

然後，我在小孩出生之後，做了某項嘗試。

聽說，如果是剖腹生產，裡面的胎兒會突然受到外氣壓的壓迫，讓頭蓋骨的接縫處受到莫大的衝擊。但是，這是真的嗎？另外，頭部真的會變得那麼硬嗎？變硬的話，那是怎麼變硬的呢？為此我查找了相當多的資料。

在那之前為止，我已經看過許多嬰兒或者小朋友，因此，不論是頭蓋骨的健全狀態、輕柔活動的狀態，我的雙手全都知曉。

如果是嬰兒的頭部的話，頭蓋骨很小，而且不像大人的頭蓋骨已經咬合在一起，因此，會讓人覺得不太可能變太硬吧？

可是，很神奇地，它是會變硬的。

雖說整體都會變硬，但尤其是**「蝶枕骨基底部結合處」**這個地方會變硬。

POINT

從下方檢視
頭蓋骨的樣子

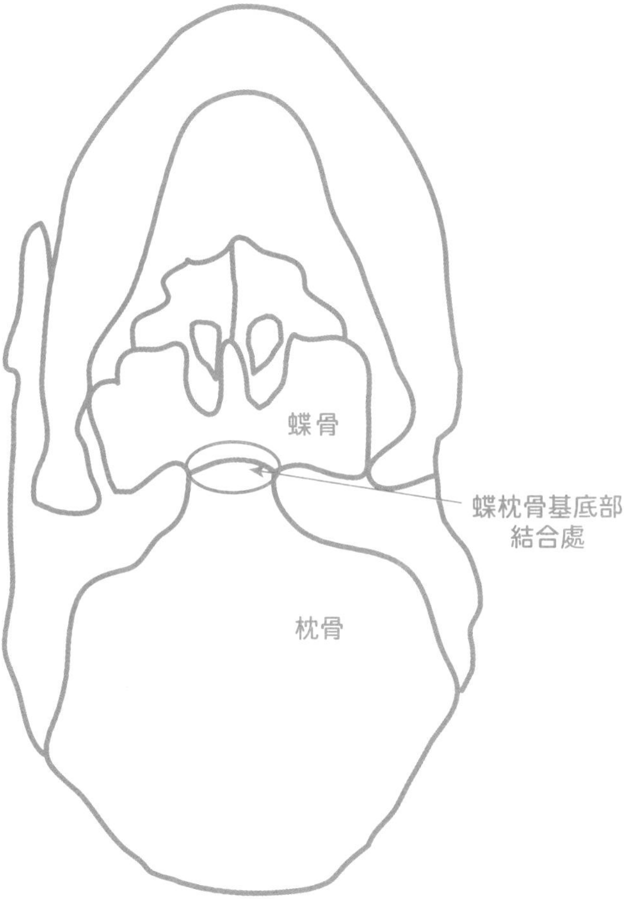

29

增加腦脊髓液分泌和循環的機制

枕骨（與第一頸椎相鄰的頭蓋骨）和蝶骨（太陽穴的骨頭）的結合處，就叫做蝶枕骨基底部結合處。這個蝶枕骨基底部結合處，會不斷地向著頭頂和雙腳兩個方向運動。

當蝶枕骨基底部結合處向著頭頂方向移動時，就叫做「屈曲」。這時，就會分泌腦脊髓液。

相反地，當蝶枕骨基底部結合處往雙腳的方向移動時，就叫做「伸展」。這時，腦脊髓液就會開始循環。

屈曲和伸展都是以2～3秒進行一次節奏規律地運動。（請參照第86頁）

此外，這項屈曲和伸展的運動，連帶的也會牽動到骶骨。（請參照第87頁）

這項屈曲和伸展的運動，當小嬰兒在媽媽肚子裡的時候就開始活動了，這就叫做第一次呼吸。

看到這裡，有小孩的媽媽應該想到了吧？當您抱起小嬰兒的時候，應該可以感覺到他的頭部和腰部（骶骨）正在前後移動吧？

那就是第一次呼吸的動作。

出現這項運動，代表體內循環有正常的在進行。

如果不小心摔倒而強烈撞擊到頭部，或者一屁股重重地跌坐在地板上撞到骶骨，就會阻礙這項活動的進行。

想靠自己的力量讓第一次呼吸回歸正常，就是做「動動體操」和「深呼吸」。

POINT

蝶枕骨基底部結合處

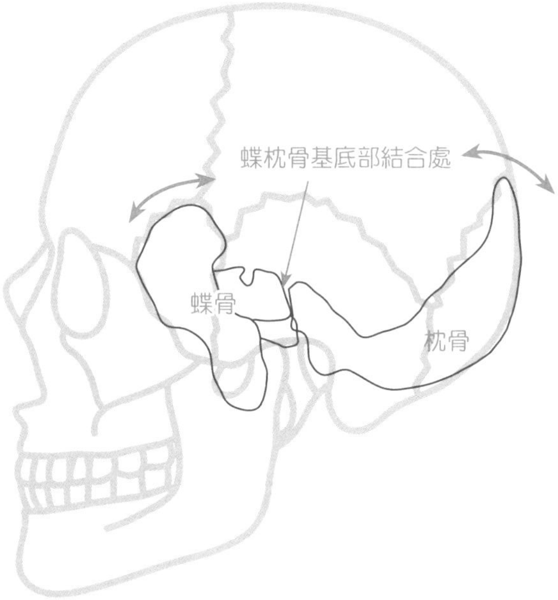

如果蝶枕骨基底部結合處無法活動的話，小朋友一定會發高燒。不過，每次我只要幫他放鬆「蝶枕骨基底部結合處」，就會退燒。

多虧有這個方法，讓我們除了定期檢查、打預防針、因病毒性引起的發燒、中耳炎、蛀牙等症狀之外，都沒有去看過醫生。

只要不是因為病毒性所引起的發燒，就可趁小朋友睡覺的時候，直接施行蝶枕骨基底部結合處的放鬆運動，症狀就能獲得改善。

POINT

蝶枕骨基底部結合處
是這樣活動的

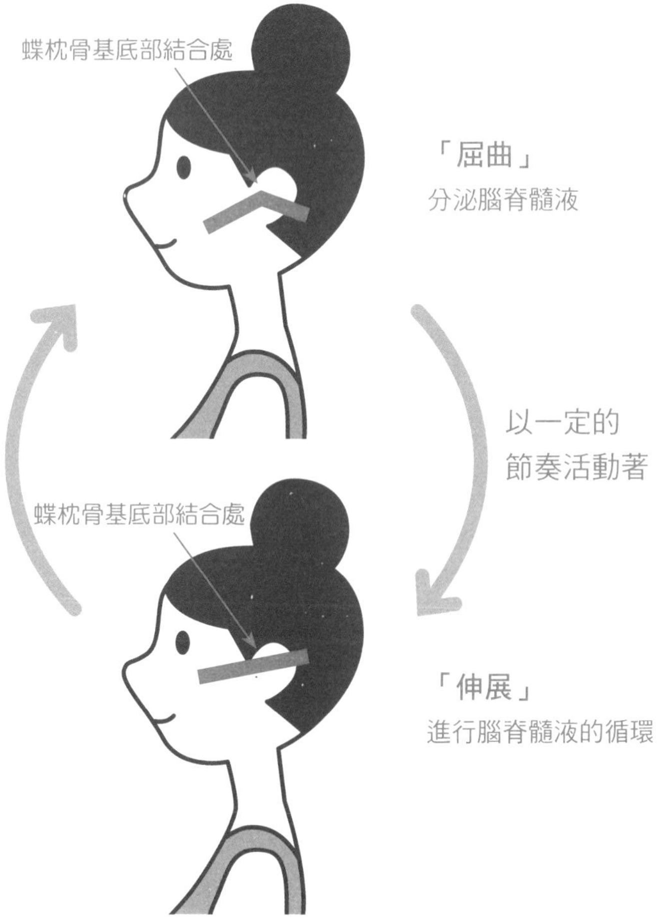

POINT

蝶枕骨基底部結合處的活動
連帶牽動著「骶骨」

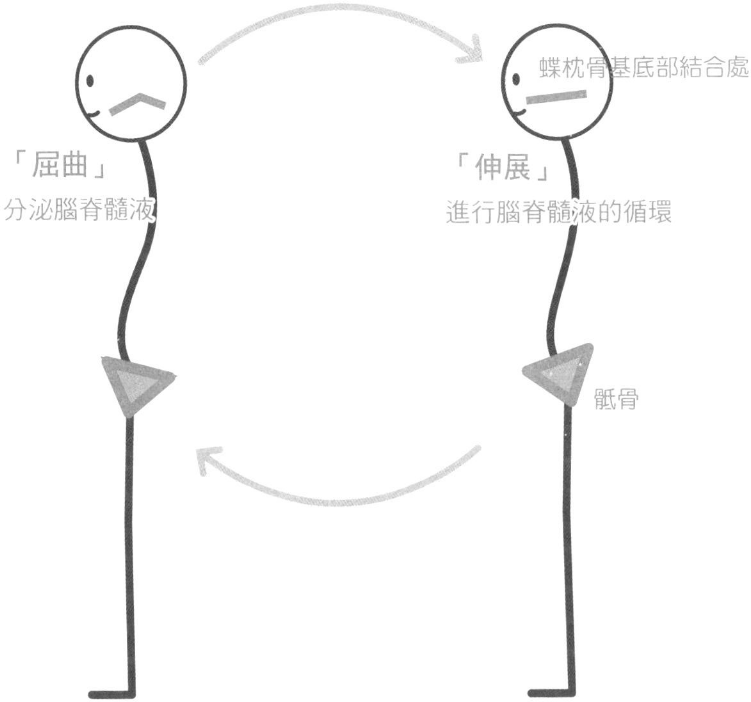

治療腦脊髓液的方式和一般方式不同，也不用太拼命去做。不過，如果能讓腦脊髓液的循環變好，除了靜脈之外，其他像是動脈、淋巴液等體液，都能順暢流通。這項不管是誰都學得會的簡單運動，就是使用「骶骨」來做「動動體操」。

30 使用骶骨就能簡單達成！保養腦脊髓液的「動動體操」

如果是專業的治療師，即可像前面所述一般，藉由活動頭蓋骨來調整腦脊髓液，但這對您來說可能有點困難，因此，我就不再詳加說明。

取而代之，我將介紹您另一種經過改良後變得更簡單、只要使用「**骶骨**」，不論是誰都學得會的「**動動體操**」。

這個方法只要稍微輕輕地固定骨盆，然後讓雙腳如同像汽車雨刷般動一動，就能刺激**骶骨**，獲得如同接受專業治療師診療過的效果。

如同上一頁的圖片所示，被稱為第一次呼吸的蝶枕骨基底部結合處的活動，是枕骨牽動骶骨活動關係，因此，只要**活動骶骨**，**同樣也可以獲得改善的效果**。

在這裡有兩點非常重要，那就是，

1. 要按照順序。
2. 要輕輕使力，
如同不讓豆腐碎掉般。

如果無法做到以上兩點，好不容易身體力行做了，卻也只能獲得一半的效果，或者可能完全沒有半點效果。**請各位放輕鬆地做喔！**

那麼，我現在就開始說明「**動動體操**」該怎麼做，以及進行的步驟。請大家務必實際做做看！

POINT

動動體操①
活動骶骨
促進腦脊髓液的循環「輕推雙腳」

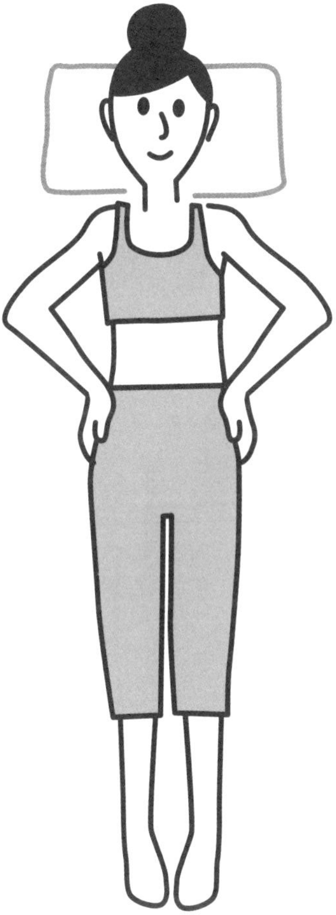

1

請先仰躺。

POINT

2

全身放輕鬆，用手掌包覆髂骨，接著往稍微（約1cm）恥骨的方向輕推。力氣愈小、效果愈好。就像是觸摸小嬰兒臉頰的力道。

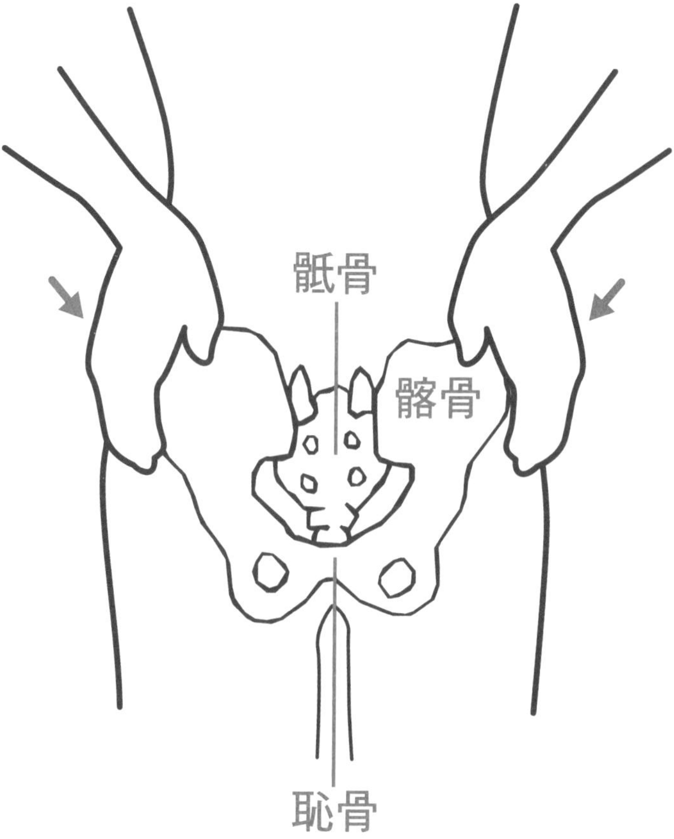

POINT

3

身體保持放鬆的狀態，接著腳跟左右交互輕推約2cm。腳跟不需要與地面維持直角的角度，請放鬆進行即可。大約進行5～10次，以自己覺得舒服的次數反覆操作。

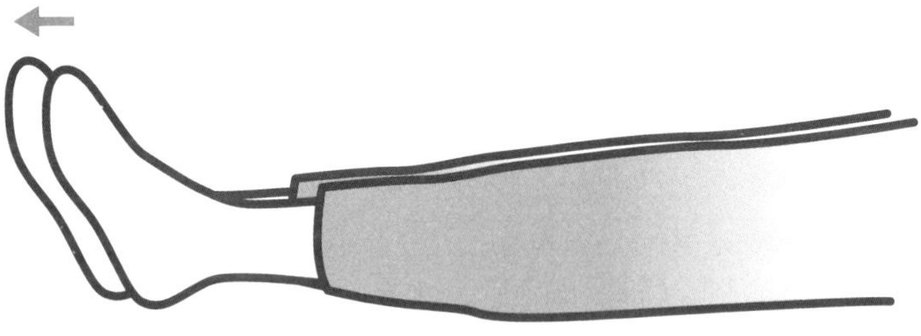

這個運動可以幫助腦脊髓液的循環變好。
循環變好之後，頭蓋骨和第一頸椎之間會產生壓力，為了釋放這個壓力，接著我們要進行步驟②的運動。

POINT

動動體操②
消除脖子周圍的淤滯
「輕推下巴」促進腦脊髓液的循環

用大拇指掌丘（位於大拇指根部處隆起的肉墊）按著臼齒下方被稱作下顎角的位置，然後輕推下巴。

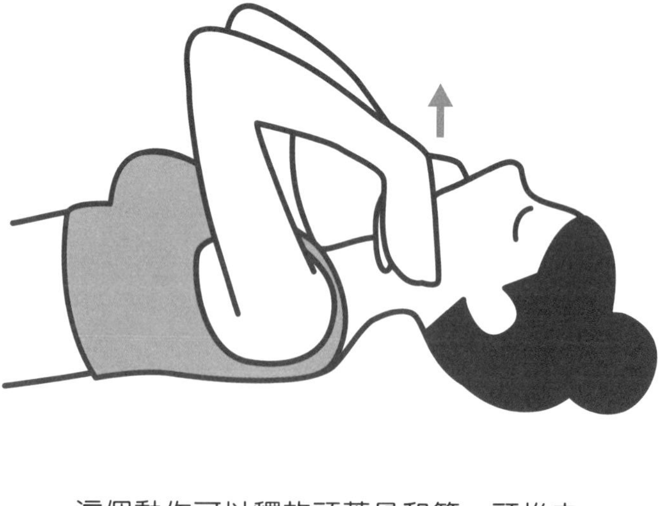

這個動作可以釋放頭蓋骨和第一頸椎之間的壓力。

POINT

待頭蓋骨和第一頸椎的壓力消失後，請再回到步驟①，再做一次「輕推雙腳」的動作，再次引導腦脊髓液的循環。

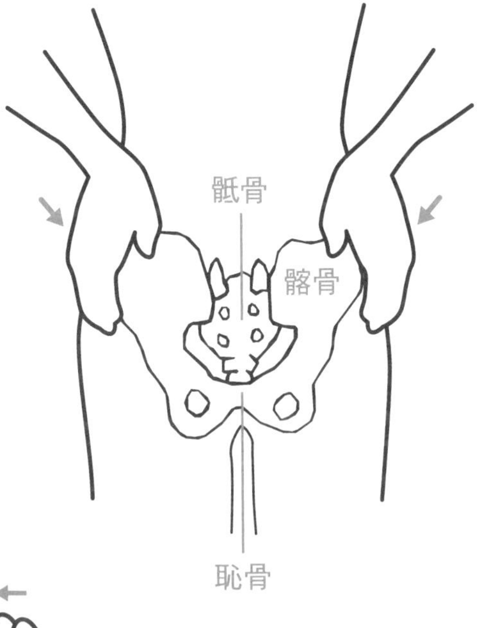

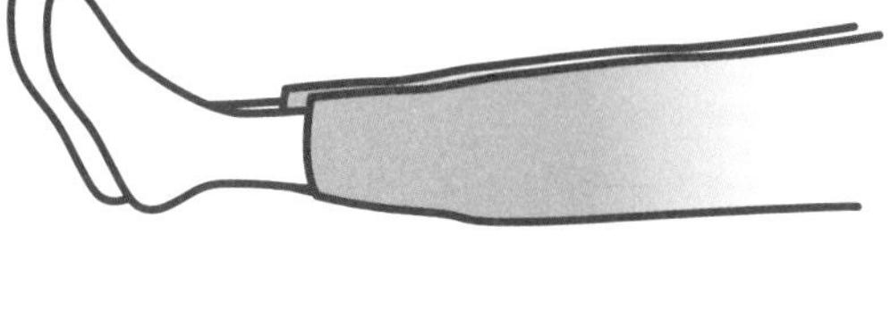

等流動變通暢之後，接著就可以做促進腦脊髓液分泌的運動了。

POINT

動動體操③
活動骶骨
促進腦脊髓液分泌的「雨刷運動」

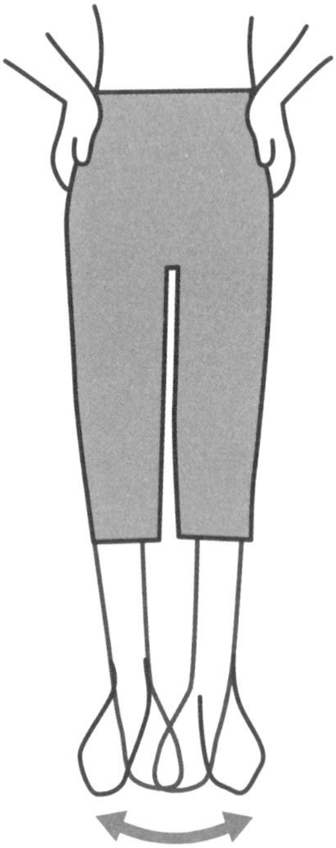

1 和步驟①一樣，用手掌輕輕地包覆髂骨。請務必注意不要太用力。請用像是觸摸小嬰兒臉頰一般的力道即可。

2 兩腳同時慢慢地左右擺動。

如果骶骨無法順暢活動，這個動作就會很難進行。但是，硬要用力去做，也無法獲得什麼效果。因此，只要輕輕地擺動，就會有很好的效果，請安心進行。

POINT

動動體操④
讓分泌的腦脊髓液順暢流動
就大功告成了！

最後再進行最後一次步驟①的動作，同樣做個5～10次，幫助促進腦脊髓液的循環。

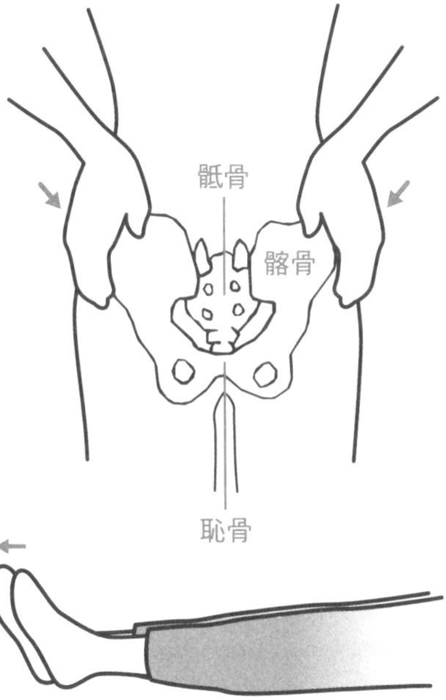

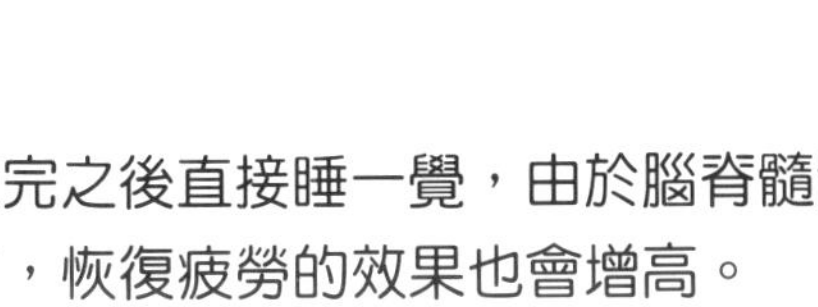

全部做完之後直接睡一覺，由於腦脊髓液的循環變好了，恢復疲勞的效果也會增高。

31 只要讓腦脊髓液順暢流動，淋巴液和血液也能正常流動！

經由目前為止所累積的經驗，我提出了一個假設。那就是，**讓蝶枕骨基底部結合處正常活動**，就能幫助分泌腦脊髓液以及促進循環的這個機制，是不是也能促進淋巴液的循環呢？如同血液會以固定的頻率從心臟被壓出，淋巴液也是藉由蝶枕骨基底部結合處固定的活動頻率被壓出。

不過這個假設終究只是個假設，詳細論證只能等待未來醫學去證實了。不過，以現況來講，透過治療確實能夠改善體液循環，而腦脊髓液的循環機制不但可以提升自我療癒力，同時也是幫身體自主恢復到健康狀態的機制。

只要能讓蝶枕骨基底部結合處正常地活動，淋巴液就能更加順暢地流到身體末端，帶走老廢物質也能比以前做得更加順暢，改善血管內的髒汙、不再堵塞。如此一來，載著滿滿營養的血液，也能徹底將養分輸送到身體各個細胞內。

這就跟「清除堵塞水溝」的道理一樣。塞滿垃圾的水管，就算再怎麼用水沖也沖不掉。不過，如果我們可以先把堵在出口的垃圾清掉，再用水去沖的話，排水管瞬間就能變乾淨了。

身體也一樣，**想要有效地改善身體的體液循環，首先，就是先從清除老廢物質，讓淋巴液順暢流通開始。**

POINT　專欄

「暢通體液」是治療的捷徑

我常對病患說，這是因為「舊傷引起的疼痛」。尋找腰痛的原因，起因是因為學生時代曾經扭傷的關係，讓重心軸偏移軌道了。

原本我們以為造成拇指外翻的原因，是因為穿了高跟鞋的緣故，結果卻是因為髖關節歪了，而五十肩則是因為膝蓋痛的緣故。以上案例，原因都是出在「不太關聯的舊傷」上，其他還有許多例子，就不在此一一列舉了。

但是大多數的人都不知道這一點。即使向對方說明，對方也無法了解。這是因為他們並沒有「身體是各個部分全體合一，並不是各自獨立分散開來（身體是一整個大主體）」的觀念。

因此，他們就會在膝蓋痛的時候，在膝蓋貼藥膏或擦藥；肩膀痛的時候，就只按摩肩膀；腰痛的時候，就只對腰部進行指壓按摩。

我用剪刀做個譬喻來說明吧！例如，當剪刀掉到地上，結果螺絲鬆脫了，如果沒有修好就繼續使用，剪東西的時候就會因為螺絲沒有鎖緊讓刀身搖搖晃晃的，結果就無法確實把東西剪好。像這種情形，該做的處置並不是把剪刀磨利，而是要把螺絲鎖緊。

身體也是一樣，扭傷→膝蓋疼痛→腰痛→肩膀痠痛，這時，只要把扭傷的部分治好，剩下的症狀應該都能連帶獲得改善才是。

當身體出現疼痛的症狀時，表示身體已經對您發出警訊，可能是最近太亂來了自己沒有發現，因此，請給自己的身體一個易於治療、能夠提高自我療癒能力的環境吧！當然，所謂的提高自我療癒能力的環境，指的就是維持良好體液循環的意思。

或許是因為從以前到現在，我們都只會把注意力放在讓我們感到痛苦的地方，因此從來沒有思考過有關「體液循環」的問題吧！

32

靜脈的幫浦＝保養小腿肚

如同我們前面所說明的一般，只要讓淋巴液和腦脊髓液順暢流動，就能提高身體的自我療癒能力。那麼，血液呢？

我們的身體是以心臟作為幫浦，把血液打出透過血管把養分和氧氣輸送到身體各個部分的毛細血管裡。然而，在這段過程當中，血液當中的血漿成分會滲出血管之外，替位於皮下組織中的細胞補充養分，接著吸取老廢物質和二氧化碳，再經由血管回到心臟。這段過程大約要花60秒的時間。這項循環運作，只要人還活著就不會停止。

從心臟打出去的血管稱做動脈，而流回心臟的血管則稱做靜脈。

所謂的動脈，是指以心臟作為幫浦，以一定的節奏將血液打出，讓血液同時一起流向身體末端。動脈中的血液就算自己不努力，身為幫浦的心臟也會把血液打出輸送到全身。

那麼，幫助靜脈流回心臟的幫浦呢？沒錯，那就是前面有提過的小腿肚。如果小腿肚的肌肉緊密收縮，就能幫助分布在肌肉內部的靜脈壓回心臟。

這就像是幫腳踏車的輪胎灌氣一樣，嘿咻嘿咻地持續按壓。

另外，前面我們也已經說明過，**當您站著的時候，靜脈的血液是由下往上回流至心臟，靜脈血管裡也有「瓣膜」用來防止靜脈血液逆流。**

現代的社會已經不像以前那樣需要從事大量的體能勞動，因此，我們必須想個辦法促進靜脈幫浦的運作，維持它的平衡。

POINT

促進血流順暢的按摩方法①
小腿肚按摩

請仔細按摩阿基里斯腱到膝蓋後方這段肌肉。

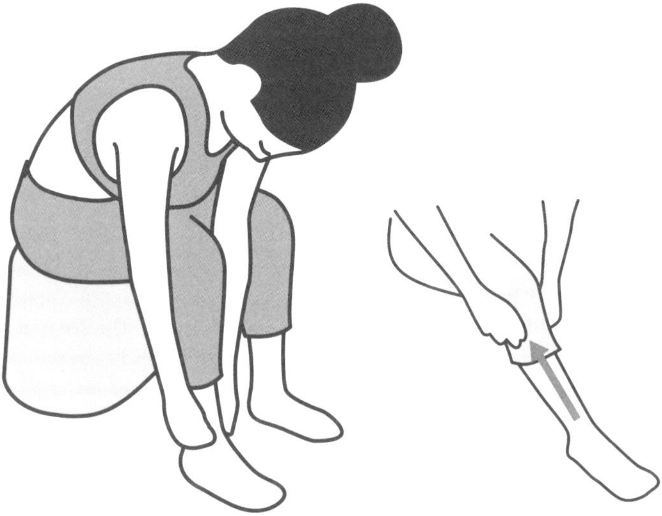

不需要太過用力，幫自己按摩的時候，只要以自己覺得舒服的力道就行了。

每隻腳按摩2分鐘左右。上班的時候，可以利用休息的時間進行。

POINT

促進血流順暢的腳底按摩方法②
在腳底中央畫條直線分成兩邊（＋轉轉腳踝）

可以在洗完澡或準備就寢時進行。每隻腳分別做一次。
請讓腳掌面向自己，以直線把腳掌分成兩邊，再將腳掌兩邊的肌肉往中心線慢慢地往內折，再慢慢地放開。

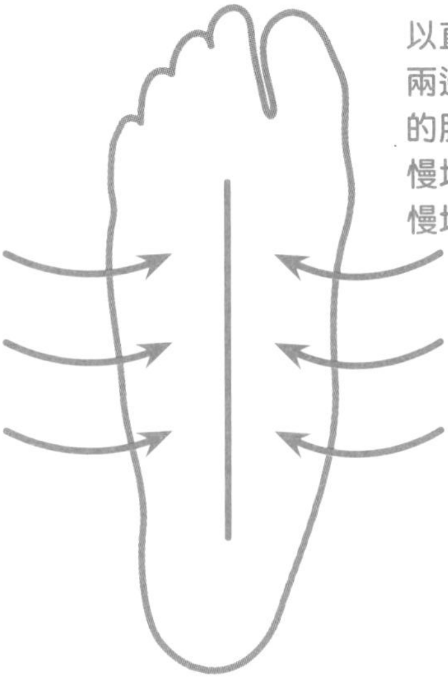

這個動作差不多進行30次左右，就能改善靜脈的血流，讓腳底熱起來。

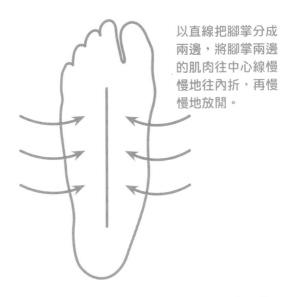

POINT

促進血流順暢的腳底按摩方法③
利用按摩棒按摩腳底的反射區域塊

腳底又硬又熱，簡直想拿冰塊冰敷一下的人，表示症狀已經相當嚴重。這時，您就可以這樣做：

（1）購買市面上販售的專用按摩棒，接著請先好好地按摩腎臟的反射區域，即是腳掌間中內凹的區塊。然後再順著腳踝的方向按摩。

（2）特別針對會痛或感覺灼熱的地方加強按摩。

（3）只要不斷重複（1）跟（2）的步驟，就能改善血流。

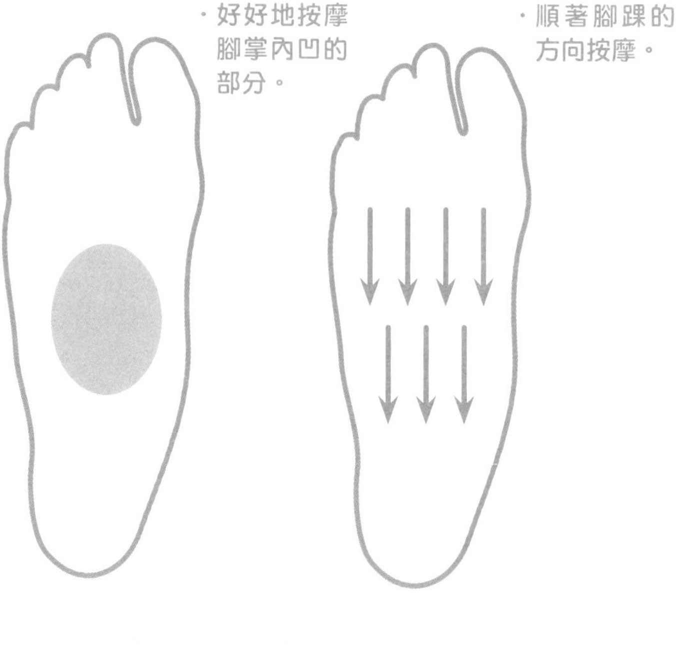
・好好地按摩
腳掌內凹的
部分。
・順著腳踝的
方向按摩。

33

保養小腿肚的各種方法

這個方法，就是我接下來要介紹的3個方法。

就算跟您說「小腿肚是靜脈血液的幫浦，負責把靜脈血液打回心臟」，可是在工作當中也很難替小腿肚做什麼有益的事吧？

時間冗長的會議，一坐就是兩個小時，應該會有很多人因此讓雙腳變得既沉重又浮腫吧？

這是因為您一直維持同樣的姿勢，完全沒有用到小腿肚幫浦的關係。

話雖如此，在公司的時候，也不可能因為樣，就突然站起來到處走動……。

在此，我要推薦各位一個好方法，那就是動動腳趾頭。

這是因為，小腿肚裡面，有一條叫做腓腸肌的肌肉連到腳跟，而其他的肌肉都是從腳踝的側後方連接到腳趾頭的關係。活動腳趾頭的訣竅在於慢，但是動作要做大一點。

以**【讓腳踝呈現外八狀態＋吸氣4秒】⇅【讓腳踝呈現內八狀態＋吸氣4秒】為一套，重複做3套。**

只要做這個運動，就能讓體液循環變好，身體也會整個輕鬆起來。

如果行有餘力，還可以搭配後面即將介紹的「深呼吸」方法，效果會更好。請依照您實際可行的狀況自由搭配使用。

當然，最好的方式還是「走路」。

白天時出門散步5～10分鐘，就能幫助靜脈中的血液回流到心臟。

POINT

動動腳趾頭
保養小腿肚

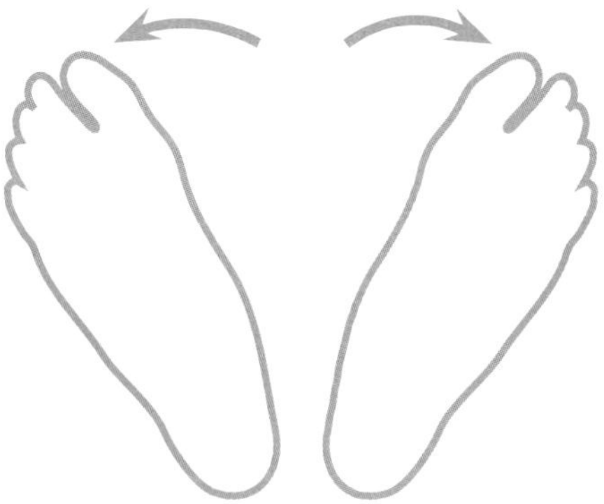

「吸氣4秒」

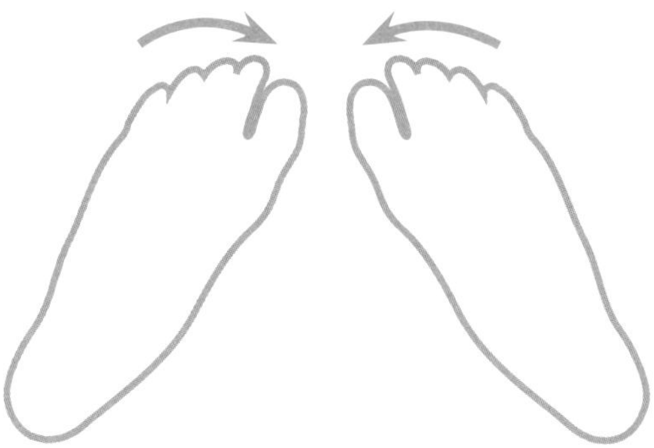

「吐氣4秒」

34 調整好骨骼，找回讓淋巴液順暢流動的體內環境

基於我的職業性質，讓我總是不由得地會注意到他人的姿勢，並且進行確認。然後我從中發現了一件事。在辦公桌前一直盯著電腦螢幕工作的人，要是從天花板上方往下檢視時，你會發現，他們通常都是把體重壓在左邊的屁股，而且身體會稍微往左邊迴轉（＝旋轉）。

不知道這是因為鍵盤上的Enter鍵在右邊的緣故，還是因為大多數的人都是右撇子的緣故。

就算自己有刻意去注意姿勢，但不知不覺當中就又會往左邊轉了。因為職務上的關係，而讓身體不自覺地歪一邊，實在也無可奈何。

如果您是「想坐得輕鬆」，而長期採取側坐或蹺腳的姿勢，時間久了，自己也能感覺到身體歪了吧？例如，照鏡子的時候發現肩膀左右不同高、鞋子腳跟處的磨損左右不一致，還有總是用單邊牙齒吃東西等，您是否曾經因為上述例子發生在自己身上而嚇一跳過呢？

為了能讓淋巴液順暢流動，就不能讓骨骼歪斜，這一點非常重要。太過集中精神工作，而讓身體扭轉得太厲害的時候，請您特別注意要把重心往另一側移動。

大家常說「集中力可以維持50分鐘」。

如果您必須使用電腦作業或者需要全神貫注進行某一項工作，若有特別留意每工作1小時就要休息10分鐘的話，反而可以提高工作效率。

然後在休息的時候，也就是每隔1小時就調整一次自己的姿勢，身體就不會嚴重扭曲到無法挽回的地步了。

POINT

治療身體歪斜，也可以做「動動體操」！

身體扭轉歪斜的症狀，也會發生在開車的時候。有些人握方向盤的方式並不是筆直地面向前方操縱，而是稍微朝著車子的中心線方向操縱。但也有可能是因為自排車只有用到右腳的關係吧！如本頁圖片所示，身體的重量會傾向單邊的屁股，造成身體有些許迴轉，很神奇吧！

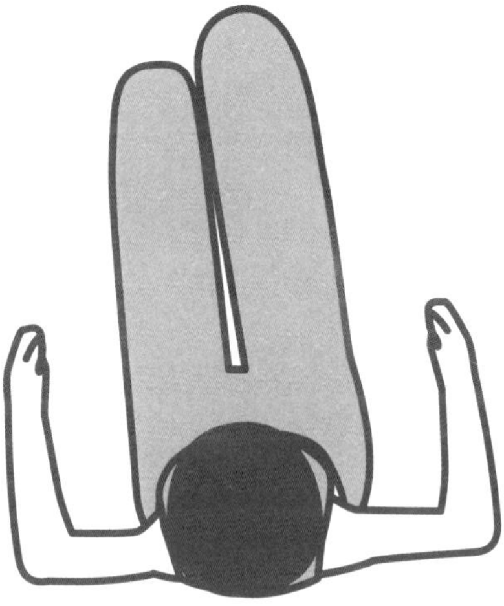

其實動動體操可以解除引起腰痛的骶骼關節緊繃，因此，它也可以改善骨盆和身體的歪斜。

當我們去整骨診所的時候，整骨師通常都會告訴您「您有長短腳喔！」。但其實這不是真的有長短腳，而是連接大腿骨的骨盆歪一邊所導致。然而，這種症狀也可以靠著動動體操獲得改善。

需要長時間維持固定姿勢開車、工作性質需要久坐辦公室、冬天總是駝著背窩在暖被桌裡的人，請務必做做看動動體操。

35 讓體液循環變好的「深呼吸」方法！

●原來深呼吸可以帶來這麼多的好處！

只要使用橫膈膜進行深呼吸的動作，就可改善體液循環。

深呼吸的時候，橫膈膜會大幅地上下運動。

當我們大大吐氣時，橫膈膜就會朝向頭部往上移動，這時，就能促進腦脊髓液的循環。

相反地，橫膈膜若是朝向腳部往下移動，就能幫助分泌腦脊髓液。

這項橫膈膜運動，從我們還是胎兒的時候就已經開始進行了。

因此，只要確實做好深呼吸的動作，就能讓體液循環變得更加順暢。

除此之外，腦脊髓液進行分泌和循環時，也會影響到我們四肢（手腳）的運動方向。

・腦脊髓液分泌的時候，

將四肢往外轉（轉向外側）。

・腦脊髓液循環的時候，

將四肢往內轉（轉向內側）。

將四肢的運動跟先前介紹過的橫膈膜運動做搭配，就能改善體液循環，獲得莫大的效果。

・深呼吸時要深深地吸氣，

同時將四肢往外轉，

就能幫助腦脊髓液分泌。

・深呼吸時要深深地吐氣，

同時將四肢往內轉，

就能促進腦脊髓液循環。

POINT

深呼吸與腦脊髓液之間的關係

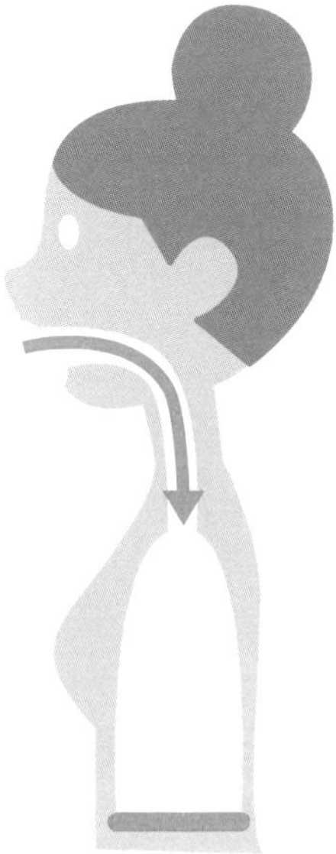

深深地吸氣
↓
促進腦脊髓液分泌

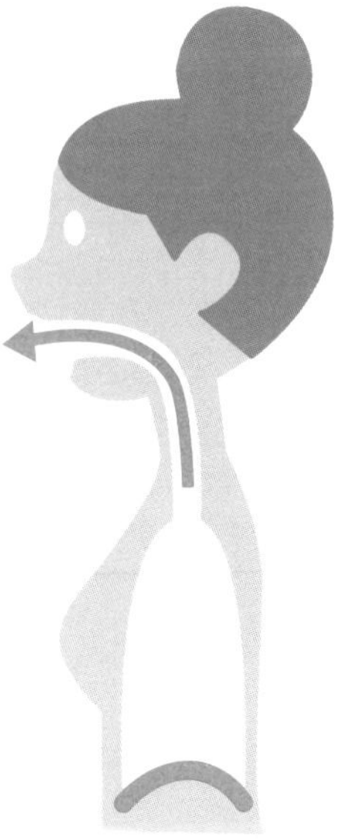

深深地吐氣
↓
促進腦脊髓液的循環

POINT

幫助體液循環變好的「深呼吸」方式

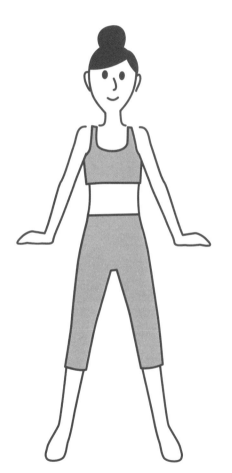

1

深深地吸氣，同時將四肢往外轉，就能幫助腦脊髓液分泌。

POINT

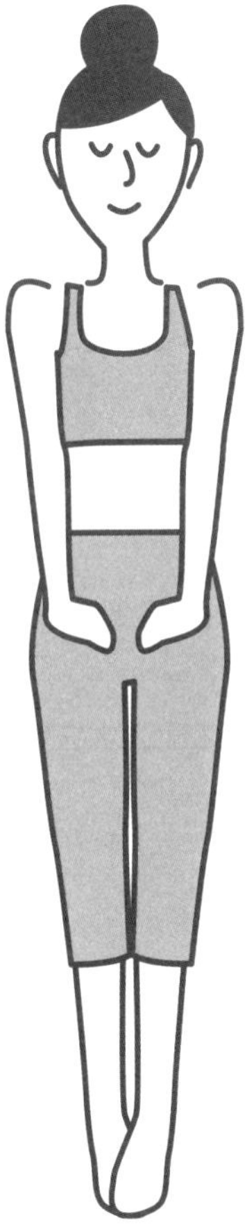

2

深深地吐氣，同時將四肢往內轉，就能促進腦脊髓液循環。

以上深呼吸的動作，有沒有讓您想起什麼呢？

沒錯，這就是**收音機體操**最後的深呼吸。

那個動作簡直就跟這個動作一模一樣。

原來收音機體操裡頭包含了這麼深遠的意義啊！

● 深呼吸的方式

藉由慢慢地深呼吸幾次，就能促進腦脊髓液的循環與分泌。

① 吸氣的時候，同時將手腳轉向外側。

② 吐氣的時候，同時將手腳轉向內側。

呼吸的深淺度因人而異，不過，希望在吐氣的時候，**吐氣時花費的時間要比吸氣時多一倍**。

（1）吸氣　4秒

（2）停住　1秒

（3）吐氣　8秒

請以此為基準，重複進行3～5次。

比方說，當我們搖搖裝在水桶裡的水，裡頭的水被搖到對面撞擊到牆壁，然後再返回原來的位置，在返回前的空檔會停頓幾秒鐘的時間。

就像是這種感覺，腦脊髓液分泌完畢到流出去為止，中間也會停頓一下，因此，在「吸氣」和「吐氣」時，中間也要停頓一下，這樣對身體比較好。

覺得很難實行的人，也可以在吸氣之後馬上就吐氣。

不過，等您習慣之後，我想您一定感覺得出來中間有停頓的話，其實會比較舒服。請務必嘗試看看。

只要做做深呼吸，就能讓體液循環變得超級順暢。

當您久坐在辦公桌前工作得很累時，請做一下深呼吸吧！

第4章

只要這麼做，一輩子擁有「體液暢通」的身體！

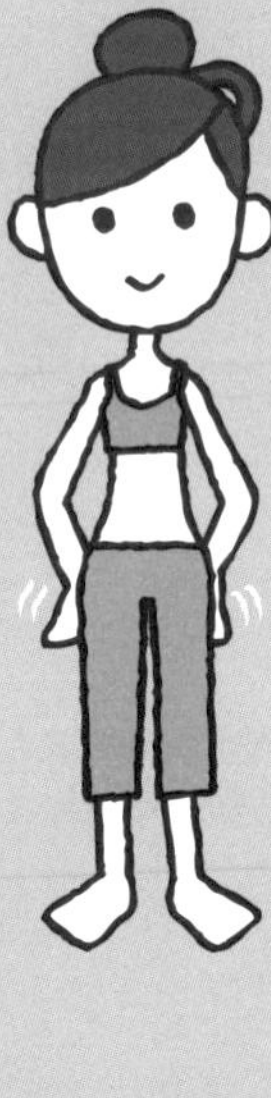

36

只要能讓體液循環變好，身體自然就會變健康

「我從以前身體就不好呢～」

每次跟年事已高的老奶奶和老爺爺見面時，他們都會這麼說。

但是，我每次都會想「真的嗎？」、「如果身體真的這麼差，早就已經不在世上了吧？」

雖然嘴巴說著身體不好、身體不好，但若能好好善待我們的身體，就算到了80歲也還是可以生龍活虎。

根據我看診的經驗，在看過那麼多個病患以來，我發現，身體一開始被搞壞的原因，好像都是出在突然開始進行激烈的運動，給身體帶來過重的負擔所導致。

如果可以適度地運動、適度地休息、不做超出自己體能範圍的事，身體就不會搞壞。

另外，在這段「突然開始進行激烈運動」的期間，明明已經因此扭傷或者傷到腰、導致腰部疼痛，但卻仗著自己年輕，而不把它當一回兒事的人還蠻多的。

不過，當您過了40歲，已經沒有年輕的本錢時，漸漸地，身體就會開始出問題了。

還有，像是「父母親因病倒下，每天看護父母、在扶他們起床的時候，突然感到不適」、「由於生活忙碌，所以騰不出時間照顧自己的身體」等，非自己所願的情況下，持續勉強身體，最後身體還是會被搞壞。

只要避免不要發生以上情況，不給身體帶來劇烈的變化或過度勉強身體，就有很大的機會可以

擁有當下年紀該有的健康。

只要不要過度勉強身體，並且不要打亂自己的生活步調，就算活到80歲也能充滿健康和活力。

請您想想看，那些健康長壽的人，是不是在退休之後，都有好好重視自己的身體，不亂來呢？

從以前到現在看過那麼多的病患，我發現，只要在平時的生活當中，不要讓身體過勞、將疲勞程度控制在自己可修復的範圍內，就能常保健康！這項論調已經成為我的個人主張了。

就算看起來再怎麼糟糕，只要能夠將情況引導到有機會好轉的方向，不論到了幾歲，身體都會產生好的變化。

最重要的是，要了解自己的身體，平時生活的時候要特別注意不做超出身體可以負荷的事情，要將疲勞程度控制在自己可修復的範圍內。

身體是維持生命活動的工具，因此，正常來講，應該隨時都要想著維持在健康的狀態。

身體內負責恢復健康的機制，會自主地開始工作。不論是按摩、整復、矯正、服藥或打針，什麼都好，藉由這些外力的輔助，進而幫助身體恢復健康，這就代表著身體擁有自我治癒的鐵證。

我們治療師雖然可以幫助患者恢復健康，但是真正治好自己身體的，其實是自己身體的療癒能力。

您也可以藉由提高自我療癒能力的體液循環法「動動體操」，過著充滿活力的生活，請您務必一定要試試看！

如同我們前面提過的，只要能讓被稱為第一次呼吸的腦脊髓液循環變好，血液和淋巴液也會自然地變好，如此一來，就算不特別做其他努力，也能有個健康的身體。

只要不讓水球中的水，像一坨淤泥般癱在那裡，以上這些循環機能都能正常運作。

37 讓您的身體「健康到老」的三個重要步驟

我們要是知道做事的方法，通常失敗的機率會很低。大多數的情況都是因為不知道，所以才會失敗。

以身體為例，如果知道如何「維持健康」的方法，通常比較不容易失敗，但是，如果不知道的話，歪打正著算賺到，賭贏的機率一半一半。

有時聽那些不小心壓對寶的人分享他們壓中的方法，就會在心中想著「原來如此，這樣啊！」，但是就算照著他們的方法做，對於一開始就賭輸的人而言，賭贏的人的方法根本一點也不適合自己。

談到健康，我們經常會聽到說要注意「運動」、「睡眠」和「飲食」，但在最近「壓力」也變成一個不容忽視的問題了。

不過呢！基本上只要維持好下列這三項要點的平衡，就算不特別做其他運動，晚上也能讓您睡得香甜，讓身體保持在健康的狀態。

1. 配合身體構造正確使用身體（構造）
2. 正確地幫身體加油（循環・營養）
3. 穩定行駛（心）

請參照左頁更詳細的說明。

POINT

1. 配合身體構造正確使用身體（構造）

就像機器有使用說明書一樣，身體也有使用說明書。而身體的使用說明書，指的就是使用身體的方法。

特別要注意那種放鬆肌肉，讓人呈現懶懶散散的姿勢。因為，人體說明書裡面最重要的就是姿勢，如果姿勢錯誤，就一定要導正才行。關於身體的使用方法，在我上一本書《只要3CM就能改變人生的坐姿》（註）中有詳細說明。

譯註：本書日文為『たった3センチで人生が変わる座り方』，台灣尚未出版。

2. 正確地幫身體加油（循環・營養）

理所當然地，身體是從食物當中獲取養分。藉由嘴巴吃進來的食物維持生命。

人的血液只要花3個月就可全部換新，骨骼則需要11個月。因此，現在吃進去的東西，即使有害，也不會立即對身體造成影響。但經過3個月、11個月以後，就會開始產生影響。

關於自家的飲食，為了您的健康，以及為了常保乾淨順暢的體液，請務必留意不要食用加工過度的食物，或者吃太重鹹麻痺了您的味覺神經，這件事非常重要。

3. 穩定行駛（心）

很明顯地，不安、擔憂、焦躁、恐懼、憤怒、焦慮等情緒，是搗亂身體健康的原因。日常生活中的情緒起伏，連帶地會影響到身體。請不要因為外在環境的影響，讓情緒做您的主人。在此，介紹您一個可以有效控制情緒、快速恢復平常心的好方法。

那就是深呼吸。請您慢慢地深呼吸，然後腦中想著我要恢復平靜的自我。

不要懷疑自己是否能辦到，重點是如此思考的次數增多，當陷入困難的時候，記得深呼吸，就能幫助血液和淋巴液順暢流通不淤滯。

38 身體是吃什麼、像什麼

所謂的生命體，即是只要存在，本身就是一個完整的個體。只要人類不要多管閒事去破壞他的話。

不管是動物還是植物，只要活著，就會認真地進行生命活動。

意思就是說，本身的存在就是一個完成體。

例如，番茄是作為一顆番茄在進行生命活動。

不管這顆番茄有沒有變形、長出腫包或者歪掉，作為一顆番茄，它就是如此地完美。只有人類會擅自對它下評論，像是好不好吃、形狀漂不漂亮等，都是人類自己主觀的看法罷了。但是番茄本身早已具備存活所需的所有裝備。

我認為，我們應該要去接受食物原有的風貌，並且注重一下自己的飲食習慣。

對於添加物和調味料的算法不是加法，而是減法。**減少農藥和添加物，也不要過度使用調味料，讓自己有個清淡的飲食生活。**

不管是蔬菜還是水果，當他們存活在這個世界上的時候，本身應該就是一個完美的完成體。如果您能懷抱著感恩的心享用，您的身體也能跟這自然界合而為一，進而讓身體變得更健康。

如果是在外用餐可能無法避免，但若自己煮的話，請盡可能地以最接近自然的方式享用食物，我認為這樣比較能善待我們的身體。

希望您能多多攝取新鮮活多汁的生鮮蔬菜或水果。

39 幫助良好吸收的咀嚼方法

請您吃口香糖實驗看看吧！

如果您是將身體的體重加諸在左邊的屁股，當您吃口香糖的時候，口香糖自然地會往右邊的臼齒移動。相反地，如果您是將身體的體重加諸在右邊的屁股，口香糖會往左邊的臼齒移動。

藉由這個實驗我們可以得知，讓身體的體重不偏不倚，也就是維持良好的姿勢吃飯，是一件非常重要的事。

如果坐著的時候，身體的重心特別偏向某側，在不知不覺當中，左右不均等的壓力就會壓在顳顎關節上。如此一來，還會引起牙周病、咬耗症和顳顎關節炎的症狀。

身體是一整個大全體。如果不自然地只刺激單側，經過一段時間，就會波及到身體各處。

顳顎關節不能動、嘴巴無法張開，幾乎都是因為肩胛骨、腋下或脖子周圍的體液循環不良所造成的。所謂的肩胛骨，是指位於背部上方，垂掛著兩條手臂的骨頭，也被稱作是天使羽翼的骨頭。

近年來，有顳顎關節方面問題的人變多了，不過，只要調整好姿勢，水球就不易歪斜。另外，如果有做動動體操，就能改善在日常生活當中歪掉的部分。晚上進行的話，就能調整白天扭轉到的地方，早上起床後進行，就能調整夜晚扭轉到的地方。

首先，請您先在用餐的時候，把自己身體中的重心放在中央吧！只要您有去留意到這一點，可能就會開始產生變化了也說不定。

40 比按摩更有效的「捏提」

身體有記憶的功能。如果在這次對身體施以強大的壓力，下次的時候，已有戒心的身體就會更加鞏固自己以便防禦外來的衝擊。

因為想要舒緩背部或肩膀肌肉的僵硬，因此選擇倚靠蠻力的按摩治療，在進行的當下，僵硬的部分有可能因此不敵按摩的力道而得到舒緩，但是在那之後，身體就會進入防禦狀態。「哇！糟了！一定要在下次有強勁力道攻入之前趕緊做好準備才行」。以結果而言，身體會讓自己變得更加僵硬，以便抵禦外敵。如果還是不斷進行力道強勁的按摩，您覺得會發生什麼事呢？

剛開始接受按摩治療的頻率是10天1次，後來就變成7天1次，接著更是變成5天、3天、2天1次……，情況變得愈來愈嚴重。一不小心，就變成每天或1天要去個2次才行了。在您周遭認識的人，有沒有人是這樣的情形呢？

情況演變成這樣的話，已經可以說是中毒症狀了吧！

身體已經變成沒有按摩的話，就活不下去的地步。這真的非常地危險。

如果倚靠蠻力的按摩不是最佳對策，那麼到底該怎麼做才好呢？

請您試著在腦海裡想像一下，現在的氣球不是單層的氣球，而是裡面還有5、6層，然後再注水做成單一個水球。

到目前為止持續受到強烈刺激，導致背部、肩膀嚴重僵硬，像這種情況，**比起按壓，「用捏的」還比較容易把一層一層疊合的水球皮弄散。**

在此，介紹您一個不用去按摩，只要在家請家人彼此互相幫忙做就可以得到改善的方法。

首先，請先以趴睡的姿勢趴好，接著用手捏背部的肌肉，捏起的分量大概是讓肉進入手掌內那麼多，然後再朝著天花板往上提拉。

記住一定要**把整個背部都捏過一遍，不可以有地方遺漏**。如此一來，硬邦邦的肌肉應該就會痛到像是在慘叫一般。

請用這種捏提的方式將整個背部都捏過一遍，直到皮膚變紅為止。

當皮膚變紅的時候，就表示血液已經從毛細血管當中滲透出來了。藉由又捏又提拉的動作，讓從毛細血管當中滲出的血液，又會再次被吸收回去。連帶的，老廢物質和疲勞物質也會一併被吸收。

藉由這個方式，到目前為止就像是黏在整個背部、沒有被吸收掉的老廢物質，就會慢慢地被吸收掉。如此一來，今天就會比昨天更好、明天就會比今天更好，就像是脫了一層薄皮一般，讓背部整個變得輕鬆、舒暢起來。

這是因為**「捏提」這個動作本身就是一種可以直接刺激到毛細血管，然後強制啟動再吸收能力的方法**。

藉由「捏提」的方式，促進通往靜脈的再吸收能力和淋巴液的流動，全身的體液循環也能獲得改善。這個方法不但不會讓身體變得更僵硬，就算是外行人來施行也能獲得不錯成果，是一種既安心又安全的方法。

只是，體內的**老廢物質沉積得愈多的人，可是會讓您痛到哭出來喔**！不過，只要您持續進行1個星期或10天左右，就會愈來愈不痛，之後就會覺得很舒服了，真的很神奇！

這個方法叫做**「結締組織按摩」**。源自於以前被舊蘇聯扣押的士兵們，在沒有暖氣可禦寒的地方，為了保暖身體、抵禦寒冷，因此才想出了這個方法替彼此互相按摩。

41 身體是為了「活動」而設計的

如果血流和淋巴液的流動變好的話，體溫就會上升，家人之間想要替彼此增加基礎代謝率的話，非常適合使用這種按摩法。基礎代謝率上升的話，就代表吃進去的熱量能夠有效地被燃燒，因此，還能讓您額外得到瘦身的效果。

我想，應該所有人都曾經有過因為感冒而臥床一整天的經驗吧？當您還年輕的時候可能不會發現，不過，一旦過了40歲，只要在床上躺個3天，肌肉量就會急遽減少，不知您是否有發覺呢？

要說我們的**身體是特別被打造成用來驅使肌肉過生活的也不為過**。但是，在現代的社會裡，愈來愈多的人是做著無須活動身體、久坐不動的工作。然而，像這樣**不活動身體、一直久坐不動的話，會對身體造成不正常的負擔**。因此，最好還是要運動。

不過，這裡有一點希望您能稍微注意一下。

● **「3分鐘熱度的運動」對身體造成傷害最為嚴重！**

雖說是運動不足，但也不要突然就決定要開始慢跑，結果跑了3天就放棄、報名了健身房，結果上了3個月就不去、去上有氧教室，結果無法持續……。

這樣子的生活方式，對身體而言，只是造成它的負擔而已。最會給身體帶來負擔的，就是偶爾想到要做一些讓心跳急遽上升的運動。

這會對心臟造成負擔，並且加速身體老化。

請您最好還是不要給身體帶來太多不必要的負擔比較好。不讓身體產生多餘的老廢物質＝垃圾、不給體液循環增加負擔，才能提高人生的品質。

POINT

推薦的「運動」

適合女性的運動

○拖地時不要用拖把，而是用抹布擦
○不要搭乘電梯，而是走樓梯
○為了維持良好的姿勢，因此會用到腹肌的力量
○利用工作的空檔，抓著椅背鍛鍊腹肌
○在廚房墊腳尖做事，或者以單腳站立
○一邊看電視、一邊倒退走，進行5分鐘

只要比平常多給身體一點點的負擔，就能刺激身體。只要把以上運動融入生活當中，就不會半途而廢了。

適合男性的運動

○進行輕斷食

一個星期進行一次不吃晚餐的輕斷食。例如，如果預計要在星期四的晚上進行輕斷食，那麼，當天的午餐就要吃粥或蕎麥麵等輕食料理。晚餐不吃的話，隔天的早餐就要喝米湯或粥。要到中餐才可以恢復正常吃。

○每周一次外出散步
○每天搭乘大眾交通工具上班時，要在前一站下車
○飯量要比平常的時候少一成

普通的飯碗大概少掉一大匙。外食的時候請少掉2～3大匙。

42

不讓骨骼歪斜的生活方式

我認為，基本上不要運動也沒關係。尤其是女性，只要在生活當中有花點時間注意自己的身體狀況，或者稍微有機會使用到肌肉的話就可以了。

說到「骨骼」，應該有很多人會聯想到以前小學的時候，擺在理科教室裡的骨骼模型吧！

在此，請您在腦海中想像一下，為了不讓這個被皮膚包覆著的大水球身體變形，所以必須要有骨骼支撐。

來治療院接受治療，然後身體變好的客人問我：「我的骨頭還有機會恢復嗎？」我馬上回答：「當然有機會可以變好啊！」。為什麼呢？身體之所以會變形，不光是因為發生意外事故或受傷等外傷性的原因引起，還有自己的「使用方式」這種習慣上的錯誤，也是一個原因。

這是因為在您「不知不覺」的時候，水球就開始扭轉、歪斜、壓壞了。

趁著人家沒發現的時候偷偷做壞事，正是它狡猾的地方。所謂的沒發現，就是沒有特別去留意。因此，為了改掉這個壞習慣，必須要提升自己的察覺力。即是要**增加察覺的次數**。

等到具備這項能力之後，幾乎所有的人這時才發現自己的姿勢有多糟，並且對此感到錯愕。

沒發現＝沒有留意＝從提升察覺力開始

因此，當您渴望改變時，我建議您可以思考一下**【該怎麼做，才能提升自己的察覺力】**。

標題這樣下，可能會讓您以為我要推薦您做什麼運動。但其實並沒有。

POINT

推薦！「保持正確姿勢的方法」

在家的話，
請在看得見自己座位的地方，
擺一個全身鏡。

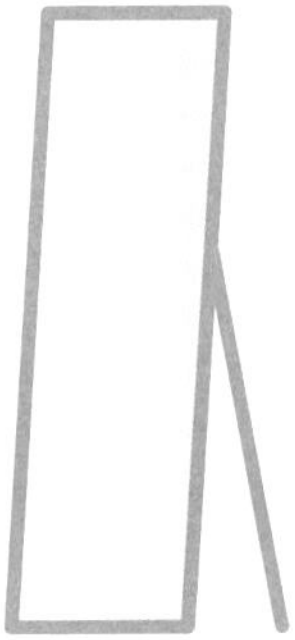

在公司的話，
請在桌上、
電腦的角落或者是自己的手背上，
寫上「姿勢」兩字。

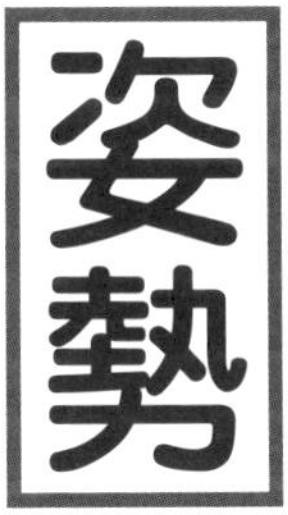

如此一來，只要一看見鏡子或姿勢兩字，馬上就知道要調整好姿勢。一開始可能只撐個3分鐘，就又變回原來不好的姿勢，不過，隨著好幾次都特別有去留意姿勢的問題，漸漸地，您就會總是在腦海中想著「姿勢、姿勢」了。

剛開始做的人要花3個月的時間習慣，通常不持續進行個半年的話，根本連自己的姿勢哪裡有問題都不會發現

43

把肌肉變成支援小幫手的方法

可以運動的人，請您運動沒有關係。無法運動的人，我有個適合您的好辦法。

人類是從腰部和雙腿開始老化。

也就是說，只要**鍛鍊腰部和雙腿，就能延緩老化**。這真是一件令人開心的事。彎著腰讓身體駝背，身體這顆大水球就會呈現變形的狀態。

如果可以將骨骼和肌肉擺在正確的位置上，水球就可以維持住良好的形狀。

我們來改變一下坐著的時候的骨盆位置吧！

什麼都不要想，自然地坐下的時候，正常來講，體重都會壓在肛門的位置。但正確不是那樣。其實，要把體重放在**「大腿的根部」，這對身體來說，才是最穩定的。**

保持穩定的姿勢，腰部、背部的肌肉與腹部側邊的肌肉才會彼此互相拮抗，進而發揮作用。也就是說，身體的前面和後面的平衡呈現穩定的狀態。不只是背部的肌肉，也會適度地運用到腹肌的關係，只要您能隨時注意保持良好的姿勢，實際上也是在鍛鍊腹肌。除了腹部前後的肌肉以外，**位於側腹的腹橫肌和腹外斜肌、腹內斜肌也都能鍛鍊到，讓身體更加穩定。**

藉由這種方式，均等地鍛鍊背部肌肉和腹肌，就能讓肌肉成為保護內臟的支援小幫手。除此之外，只要再搭配本書前面所介紹過的**深呼吸**方法，效果會更好。

如果內臟都沒有變形、好好地收在體內的話，體液循環自然可以正常進行，順暢地發揮應有的功能。

44 充滿錯誤觀念的「健康」知識

「不痛」不等於「健康」！

如果身體沒有任何地方變形，體液循環也通暢流動，以水球來譬喻的話，即是身體這顆大水球毫無變形，裡頭的水乾淨清澈，這才叫做「健康」。

話雖如此，但也不代表「那就只要喝水就好了吧！」，然後大量喝水。

如果要喝水的話，最好要喝常溫的水。而且不是一口氣咕嚕咕嚕地喝下，而是一口一口慢慢喝，而且要先含在嘴裡滾動一下，把它溫熱成接近體溫的程度再喝下去。多了這個步驟，就不用擔心胃液會變稀，也不用擔心會冷到胃。

請每次都喝一小口、一小口，以少量多次的方式補充水分。

另外，要是喝水喝到需要頻繁上廁所的程度，則是會對腎臟造成負擔。腎臟就是人體的過濾裝置。如果過度進行過濾處理，讓腎臟呈現疲勞的狀態，在中醫就叫做腎虛。腎臟功能下降，雖然檢查不出來，但實際上就是呈現疲勞的狀態。如果變成這樣的話，身體就會出現倦怠、無力、沒耐心和腰痛的症狀。如果因為腎臟功能低下，導致無法進行過濾處理，反而會讓身體浮腫。

還有，身體太冷的話，體內所有內臟的功能都會下降，體溫太低的話，新陳代謝也會變差，明明只有吃一點點，但是身體還是會變胖。

45 愈強勁的按摩，只會讓身體變得更僵硬

接受治療的時候，想知道身體到底健不健康，只要看身體的彈性就知道了。

身體健康的人，身體通常是「軟綿綿」的狀態。

例如，當您仰躺的時候，把手放到背後，然後把脊椎朝著天花板的方向往上抬起，輕輕地就能抬起來。只要身體健康、肩膀不僵硬，把手放進肩胛骨下方的位置朝著天花板的方向往上抬起，一下子就能抬起來。

身體健康、腰部的情況良好，仰躺的時候把手放進腰下面，然後朝著天花板的方向往上抬起，一下子就能輕輕地抬起來。健康的身體是軟綿綿的。就跟水球一樣。

差不多1年當中，會有一個背部硬得跟烏龜的龜殼一樣的人來到治療院。而且這種類型病患，絕對都是不管摸背部的哪個地方，都是硬邦邦，而且肩膀僵硬、背部難受、會頭痛、很難起身，表示每天都想按摩。

理所當然地，就算請這類型的病患仰躺，然後把手放入背部，通常也是連手都放不進去。

要說為什麼會變成這樣的話，那是因為身體呈現出堅固守衛自我的狀態。另外，還有一個原因是，體內有個想要活動但卻活動不了的東西—也就是說，**體液循環已經惡劣**到一種程度。

有這種症狀的人，請您做做**動動體操**，也要經常進行**深呼吸**，僵硬的地方要用**捏提**的方式放鬆肌肉，實行以上動作，便能讓您像脫了一層薄皮般輕鬆。

46 疼痛消失了＝治好了，是一種危險的錯誤認知

腰痛的時候，有很多人都是選擇吃藥，然後喊著「吃了止痛藥就不痛了，治好了、治好了！」。

不過，這是「真的」治好了嗎？

大多數的人都相信，會痛的話吃個藥就會好了。只要開止痛藥給我，就可以治好疼痛。想著，這不是理所當然的嗎？然後，不痛了之後，就覺得「太好了，治好了」。

您不覺得這個理論很怪嗎？「太好了，感覺不到疼痛了」，這一點在理論上來講是不奇怪。畢竟，所謂的止痛藥，就是要讓您感覺不到疼痛。

在這種情況，即使症狀消失了，但是對於引起疼痛的原因，完全無從探究。

年輕的時候，只要疼痛的感覺消失了，馬上就可以活動，不然就是稍微休息一下，就會恢復健康，因此，完全不會注意到這個以假亂真的理論哪裡有異。接下來，就會在一直沒有發現的狀態下，一直吃藥、勉強身體，到最後，可以揮霍的額度用完了，就會開始焦慮「為什麼我不管怎麼做，都好不了呢？」。這種情況，通常會發生在40歲左右的時候。

因此，我希望您能捨棄**【不會痛＝健康】這種一廂情願的想法**。

當然，如果是健康的身體，自然哪裡都不會痛。請您在感到疼痛的時候定量服藥，**然後做做可以提升自我療癒能力的動動體操和深呼吸吧！**

PROFILE

片平悅子

一般社團法人日本完美整復普及協會(JPSA)理事長

於赤門鍼灸柔道整復專門學校取得鍼灸師、按摩指壓師的專業執照。

1986年於仙台市開設治療院。之後因為某些私人原因，曾將店鋪遷移到異鄉和鄉下地方多達5次。然而，不論身處何地，光靠當地居民的口碑相傳，短短3個月就讓店裡生意門庭若市，成為很難預約就診的治療院。

她將25年來看診超過5萬名病患的治療經驗彙整成【整復技術】和【生意興隆經營技術】，自2012年起運用在自己主持的「女性治療師私塾愛馬仕」講座上(自2014年1月起，於一般社團法人日本完美整復普及協會(JPSA)授課)。參加的學員有96%是男性治療師和整復師，每次開課都大爆滿。

座右銘是「痛苦的症狀要從最根本原因開始治療」。此外，她在治療後的姿勢調整以及自我整復等專業指導上也有很好的評價。

現在除了擔任其他治療師的技術指導以外，也以研究者的身分，開設「克服對金錢的負面想法研究班」、「發現自我的使命研究班」、「利用潛意識幫助您快速獲得成功研究班」等課程講座。特別是在「克服對金錢的負面想法研究班」的課程，教您如何解開經營癥結，成功成為一間生意興隆的人氣店，這套方法不限於經營治療院，因此，也受到其他各方領域人士的讚賞。

【欲接受完美整復治療請洽】
http://perfect-seitai.org

【欲學習專業整復技術請洽】
http://herumes-jpsa.com

TITLE

人體循環健康筆記

STAFF

出版	瑞昇文化事業股份有限公司
作者	片平悅子
插畫	さわたり しげお
譯者	黃桂香
總編輯	郭湘齡
責任編輯	黃思婷
文字編輯	黃美玉　莊薇熙
美術編輯	謝彥如
排版	靜思個人工作室
製版	大亞彩色印刷製版股份有限公司
印刷	桂林彩色印刷股份有限公司 紘億彩色印刷有限公司
法律顧問	經兆國際法律事務所　黃沛聲律師
戶名	瑞昇文化事業股份有限公司
劃撥帳號	19598343
地址	新北市中和區景平路464巷2弄1-4號
電話	(02)2945-3191
傳真	(02)2945-3190
網址	www.rising-books.com.tw
Mail	resing@ms34.hinet.net
初版日期	2016年3月
定價	250元

國家圖書館出版品預行編目資料

人體循環健康筆記 / 片平悅子作；黃桂香譯. -- 初版. -- 新北市：瑞昇文化, 2016.02
128　面；21 x 14.8　公分
ISBN 978-986-401-078-3(平裝)

1.體液 2.健康法

411.1　　105000334